EL YOGA
DE LA MEDITACIÓN

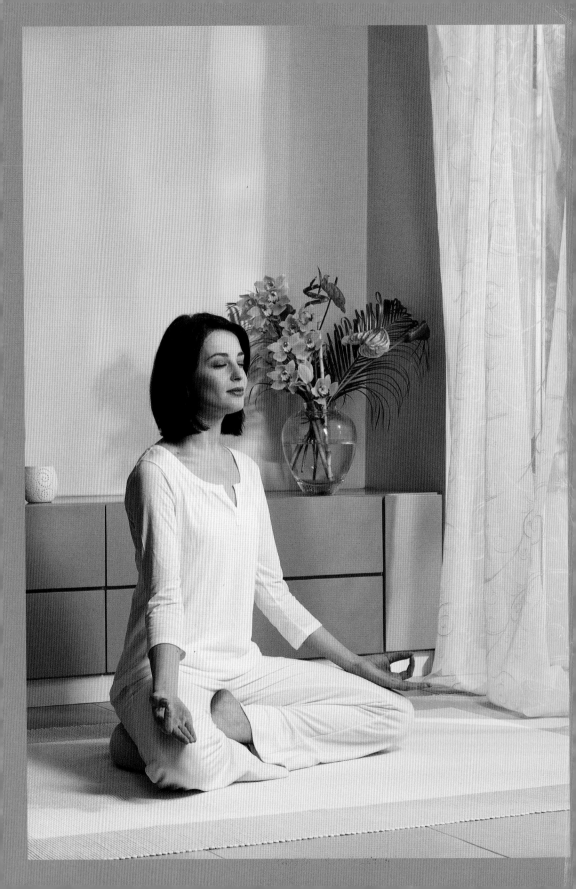

EL YOGA DE LA MEDITACIÓN

SERENA LA MENTE Y DESPIERTA TU ESPÍRITU INTERIOR

STEPHEN STURGESS

editorial Kairós

Título original:
Yoga Meditation by Stephen Sturgess

Publicado por primera vez en Reino Unido y Estados Unidos en 2014 por
Watkins Publishing Limited
PO Box 883, Oxford OX1 9PL, Reino Unido
enquiries@watkinspublishing.co.uk
Miembro del Grupo Osprey

Traducción del inglés al castellano y fotocomposición: abm Communication Management, S.L.

Directora editorial: Kelly Thompson
Editora: Tania Ahsan
Directora de diseño: Luana Gobbo
Búsqueda de imágenes: Cee Weston-Baker
Material gráfico específico para el libro: Christiane Beauregard y Stephen Sturgess
Fotografías específicas para el libro: Jules Selmes
Maquilladora: Justine Martin

ISBN: 978-84-9988-422-6

Composición en Spectrum
Reproducción a color por PDQ, Reino Unido
Impreso en China

Advertencia de la editorial: La información contenida en el presente libro no pretende sustituir
los consejos ni los tratamientos de médicos profesionales. Si está embarazada o sufre cualquier
afección médica o problema de salud, le recomendamos que consulte a un profesional antes de
seguir cualquiera de los consejos o prácticas sugeridos en este libro. Watkins Publishing Limited, o
cualquier otra persona involucrada en esta publicación, no puede aceptar ninguna responsabilidad
o daños en los que se incurra como resultado de seguir la información, los ejercicios o las técnicas
terapéuticas contenidos en este libro.

Dedico este libro a mi gurú
Paramhansa Yogananda (1893-1952),
que trajo la técnica suprema de la
meditación del *Kriya Yoga* a Occidente.

*«La práctica sincera de la meditación aporta una felicidad profunda.
Esta nueva felicidad eterna no nace del deseo; se manifiesta mediante el
control mágico de tu tranquilidad interior, que nace de forma intuitiva.
Manifiesta siempre esta serenidad.»*

Paramhansa Yogananda

Tabla de contenidos

INTRODUCCIÓN

**¿QUÉ ES LA VERDADERA
FELICIDAD?** 8

El Yoga de la Meditación 10

El *Kriya Yoga* y la importancia de la
meditación 12

El viaje hacia el interior 14

CAPÍTULO 1

LOS OCHO PASOS DEL YOGA 16

Introducción a los ocho pasos 18

Yama: autocontrol 18

Niyama: control íntimo 20

Asana: postura yóguica 22

Pranayama: regulación de la fuerza vital
por la respiración 23

Pratyahara: retirar la mente de los
sentidos 24

Dharana: concentración 25

Dhyana: meditación 27

Samadhi: unión divina 27

CAPÍTULO 2

**EL SISTEMA DE ENERGÍA
INTERNA 28**

Los tres cuerpos y las cinco envolturas 30

El cuerpo físico 32

El cuerpo astral 32

El cuerpo causal 33

Los *chakras* 34

La energía cósmica 36

Los siete *chakras* 38

Los *nadis* 42

El *sushumna* 44

El *ida* y el *pingala* 44

La *kundalini* 46

CAPÍTULO 3

**PREPARACIÓN PARA LA
PRÁCTICA 48**

Preliminares para la práctica 50

El arte de sentarse para la
meditación 52

Las *mudras* 58

Los *bandhas* 60

CAPÍTULO 4

PRÁCTICA DE *ASANAS* 62

Calentamiento 64

Secuencia del Saludo al Sol 68

Secuencia matutina energizante 72

Secuencia vespertina relajante 76

Secuencia de apaciguamiento 80

CAPÍTULO 5

PRÁCTICAS DE PURIFICACIÓN 84

Nadi shodhana: Respiración alternando el
orificio nasal 86

Agnisara kriya: Activación del fuego
  digestivo 88
Kapalabhati: Respiración que hace brillar
  el cráneo 92
Ashvini mudra: Gesto del caballo 93

CAPÍTULO 6
PRÁCTICA DEL PRANAYAMA 94
Respiración yóguica completa 96
Ujjayi pranayama: Respiración
  victoriosa 98
Bhastrika pranayama: Respiración del
  fuelle 100
Bhramari pranayama: Respiración de la
  abeja 102
Kundalini pranayama: Nadi shodhana
  y mantra *om* 104

CAPÍTULO 7
PRÁCTICAS DE MEDITACIÓN 106
Centrar la mente 108
  Respiración 110
  Visualización 110
  Mantras y cánticos 112
  Contemplación
  ininterrumpida 113
Mahamudra: Despertar la energía de tu
  columna 114

Canto de los mantras *bija*: Despertar los
  chakras 118
Canto del mantra *hum*: Aumentar el
  prana 120
Meditación *hong sau*: Soy Él,
  el Absoluto 122
Navi kriya: Despertar el *prana* en el centro
  del ombligo 126
Jyoti mudra: Despertar la luz interior 128
El significado de *om* 130
Meditación *om* 132
Meditación de yoga de la felicidad
  definitiva 134

CAPÍTULO 8
**DESARROLLO DE LA PRÁCTICA
138**
Vivir en la consciencia 140
Hacer del Yoga de la Meditación una
  realidad diaria 144
Rutinas matutinas 146
Rutinas vespertinas 150

Bibliografía 154
Índice 156
Agradecimientos 158

¿QUÉ ES LA VERDADERA FELICIDAD?

Conscientemente o no, todos buscamos la felicidad eterna: la sensación de calma, equilibrio e integridad, la alegría verdadera de la satisfacción completa y la liberación del sufrimiento, dolor y pena. Sin embargo, en ocasiones nos sentimos fuera de lugar, tristes, superados por la vida o con la sensación de que «falta algo».

Podemos disponer de todas las comodidades materiales que la vida puede ofrecernos: una casa, un coche, ropa bonita, la última tecnología, un buen matrimonio o relación, sexo, familia, amigos, una carrera exitosa y buena salud, todo lo que las personas consideran factores para ser felices y sentirse seguros. Y, aun así, la felicidad puede escapársenos o parecernos demasiado fugaz, o verse ensombrecida por momentos de preocupación, descontento o desconfianza en uno mismo. ¿Y de qué sirve tener éxito en el mundo exterior si no hallamos felicidad, paz y alegría verdadera dentro de nosotros mismos?

Al no haber comprendido la distinción entre placer (un atributo de los sentidos) y felicidad (un atributo de la mente), a menudo tratamos de dar un significado y un propósito a nuestra vida volviendo nuestra mente hacia el exterior. Llenamos nuestro tiempo con eventos, actividades y objetos externos, ocupaciones que solo nos pueden brindar una felicidad transitoria.

Si, por otro lado, elegimos volver nuestras mentes y sentidos hacia nuestro interior a través de la práctica del Yoga de la Meditación, como se propone en este libro, tendremos la oportunidad de superar las limitaciones externas cotidianas que nos paralizan y podremos unirnos con nuestro Yo verdadero, interno y radiante. En sánscrito, esto se conoce como *Sat-Chit-Ananda:* consciencia eterna, existencia eterna, nueva felicidad eterna. Al alentar a la mente pensante a quedarse quieta con la meditación, permitiremos que la luz del Yo verdadero empiece a brillar dentro de nosotros.

De esta forma, empezaremos a ser conscientes de lo que en términos yóguicos se denomina nuestra propia naturaleza divina, que reconoce la unión del yo individual, o consciencia, con la Consciencia Absoluta o Suprema. Esto nos permite experimentar un sentimiento subyacente de unidad con el mundo y una conexión vibrante con todo lo que nos rodea.

Cuando todo lo que hacemos en la vida es una expresión de este estado divino de felicidad *interior,* recuperamos nuestro equilibrio, libertad y alegría, y experimentamos la verdadera felicidad cada día. Por eso, es una inversión sabia dedicar algún tiempo a los ejercicios del Yoga de la Meditación descritos en este libro, ya que te guiarán a través del sendero del descubrimiento emocional y espiritual, calmarán tu mente, intensificarán tu claridad, acentuarán tu alegría, despertarán tu espíritu interior y te permitirán ser consciente de tu máximo potencial para el pensamiento y acción creativos.

¿Qué es el Yoga de la Meditación?

Para comprender qué es el Yoga de la Meditación, hay que entender primero qué es el yoga en su sentido más amplio, en lugar de limitarse al contexto de lo físico, a la práctica sobre la «esterilla» con la que se asocia tanto en Occidente.

El término *yoga* proviene de la raíz sánscrita *yuj*, que significa «acoplar, unir o conectar». Su significado último es el de *unión* entre el yo individual y el Yo Universal. Establece la *unidad* entre lo finito y el Infinito, entre el ser interno y el Ser Supremo. Así que, además de ayudarnos a conseguir una salud óptima y una mente serena y en paz, el yoga también nos puede llevar a la autorrealización y en última instancia a la liberación espiritual y a un sentimiento de unidad con el Yo.

«La alegría divina es como millones de
alegrías terrenales unidas en una.»

Paramhansa Yogananda

El Yoga de la Meditación

Este libro trata principalmente sobre el *Raja Yoga,* el Yoga de la Meditación, que se encarga de cultivar la mente aprendiendo a serenarla o controlar sus múltiples fluctuaciones con el objetivo de experimentar una calma, alegría e iluminación profundas. No obstante, las siguientes páginas también contienen prácticas de purificación física para el cuerpo, la respiración y la mente derivadas del *Hatha Yoga,* la práctica más extendida de yoga tal como se define en el *Hatha Yoga Pradipika*. Estas prácticas físicas también son parte esencial del *Raja Yoga;* el *Hatha* y el *Raja Yoga* son interdependientes.

Una forma de considerar la interacción entre el *Hatha* y el *Raja Yoga* es pensar que las prácticas físicas del *Hatha Yoga* —las *asanas*, la purificación y las prácticas *pranayama* (ver capítulos 4-6)— representan la limpieza de las ventanas del templo (el cuerpo físico y la mente) para que la luz espiritual del *Raja Yoga* —las prácticas de meditación (ver capítulo 7)— iluminen el santuario interior (el Yo interior). Después de todo, tu cuerpo y tu mente son tus principales herramientas para cualquier práctica espiritual. Así que, sin un cuerpo y una mente fuertes y sanos, es difícil lograr la alegría espiritual.

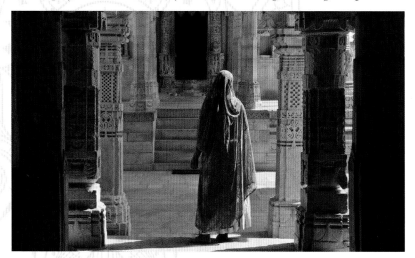

Las enseñanzas del *Raja Yoga*

Las enseñanzas del *Raja Yoga* se remontan a 200 años a.C., cuando el gran maestro Patanjali las sistematizó en 196 aforismos llamados *Yoga Sutras*, que citamos en este libro. Algunas traducciones consideran que hay 195 *sutras*, ya que interpretan que uno es una ampliación de un *sutra* anterior.

Las antiguas directrices de Patanjali instruyen sobre las medidas que él creía que tenemos que tomar si queremos volver a experimentar nuestra verdadera naturaleza divina, desde las disciplinas sociales y personales hasta la concentración y técnicas de meditación, pasando por las posturas yóguicas, el control de la respiración y el recogimiento de los sentidos.

❀

Serenar la mente

Patanjali nos dice en *Yoga Sutras* que cuando la mente se apacigua y se vuelve hacia el interior, percibimos el Yo en su naturaleza verdadera, divina y radiante, libre de cualquier obstáculo que lo estuviera ensombreciendo:

«El yoga (la experiencia de la unidad) es el resultado de la neutralización de los sentimientos del ego (vrittis) que producen deseos, apegos, agrados y desagrados.»
Yoga Sutras 1:2

«Después, el Yo permanece en su propia (eterna) naturaleza verdadera.»
Yoga Sutras 1:3

«En los momentos en los que el Yo no permanece en su naturaleza verdadera, surge la falsa identificación con el sentimiento del ego (vritti).»
Yoga Sutras 1:4

La palabra sánscrita *vritti* significa «remolino» y son estos torbellinos de sentimientos originados desde el ego —deseos y apegos, agrados y desagrados, sentimientos y recuerdos— los que provocan inquietud en la mente. El yoga trata sencillamente de apaciguar estos sentimientos o movimientos, semejantes a olas que se aquietan en la superficie de un lago, para proporcionarnos paz.

EL *KRIYA YOGA* Y LA IMPORTANCIA DE LA MEDITACIÓN

En 1861, la antigua ciencia del *Raja Yoga,* perdida desde hacía siglos, fue redenominada *Kriya Yoga* por el maestro yogui himalayo Mahavatar Babaji. En una sucesión de grandes maestros, Babaji enseñó primero el *Kriya* a Lahiri Mahasaya (1828-1895) y le pidió que instruyese a su vez a los buscadores sinceros de la verdad. El heredero espiritual de Lahiri fue Swami Sri Yukteswar (1855-1936), que más tarde enseñaría a Paramhansa Yogananda (1893-1952), autor del clásico espiritual *Autobiografía de un Yogui* (1946).

En 1920, Paramhansa Yogananda fue uno de los primeros maestros en llevar las enseñanzas del yoga hasta Occidente. Sus lecciones de *Kriya Yoga* hacían hincapié en la experiencia interna directa de lo divino, que él denominaba «autorrealización». La idea del *Kriya Yoga,* que, junto con el *Raja Yoga,* es la base de las inestimables prácticas del Yoga de la Meditación recogidas en este libro, es interiorizar la concentración de la persona que practica el yoga, invirtiendo la energía vital que fluye hacia el exterior de los sentidos (*prana*) para trasladarla hacia el interior y hacia arriba a través de los centros de energía (*chakras*; ver páginas 34-41) del cuerpo, magnetizando la columna vertebral con energía y fomentando la autoconsciencia divina.

Entonces, ¿qué es la meditación?

Es importante pararse a considerar qué significa realmente «meditación» según las descripciones que se dan en el *Raja,* o *Kriya, Yoga* del «Yoga de la Meditación». La meditación consiste sencillamente en serenar la mente y liberarla de sus inquietudes, pensamientos, sentimientos del ego y deseos para poder alcanzar un maravilloso sentimiento de integridad y de «unidad».

Como seres humanos, somos un complejo formado por cuerpo, mente y consciencia. Según la mentalidad occidental, mente y consciencia se utilizan en ocasiones como sinónimos, lo que a menudo provoca malentendidos entre los neófitos en el campo de la filosofía india del yoga. Según esta, los conceptos de mente y consciencia indican dos cosas diferentes: la mente solo existe cuando hay pensamiento. En un estado de sueño profundo no hay pensamiento y, por tanto, no hay mente. Tú, por otro lado —es decir, tu Yo interior— eres la consciencia en sí misma, que está presente tanto en los estados de vigilia como de sueño. Solo la luz del Yo o consciencia reflejada en la mente permitirá tener la capacidad de cognición y sentimientos. Sin embargo, a menudo caemos en la trampa de pensar que es la propia mente la que es la «conocedora» y la «luz» en nuestra existencia diaria.

La práctica de la meditación permite (a tu consciencia) distinguir entre las dos entidades a través de la observación de la mente (tus pensamientos), igual que observarías un objeto externo. Al hacerlo, acabas reconociendo que no eres, de hecho, la suma de tus pensamientos y que, solo una vez se serenen tus pensamientos y tu mente, podrás reconocer y sentir tu verdadero Yo radiante o consciencia, en lugar de asociarlo continuamente con el ego, o yo exterior, por el que nos preocupamos más a menudo.

❦

Beneficios cotidianos del Yoga de la Meditación

Además de su objetivo espiritual subyacente, el Yoga de la Meditación aporta una gran cantidad de beneficios para el día a día, que enriquecerán tu vida de muchas formas. Por ejemplo:

- te proporciona un valioso tiempo para ti mismo,
- te ayuda a reducir el estrés y la ansiedad,
- aumenta tu sensación interior de calma y paz,
- estimula tu capacidad para enfrentarte a los retos de la vida,
- fortalece tu cuerpo desde dentro hacia fuera,
- intensifica la concentración y la claridad,
- mejora tu capacidad creativa,
- te permite sentirte más unido a ti mismo y al mundo,
- fomenta la alegría y felicidad en cada aspecto de tu vida.

EL VIAJE HACIA EL INTERIOR

Deseo que este libro, además de mejorar cómo te sientes con respecto a tu cuerpo, más sano y más vital, sea una herramienta útil que te guíe en tu viaje interno para redescubrir tu verdadera naturaleza, pacífica y radiante, el Yo eterno y divino que hay dentro de nosotros, donde conectamos con la Consciencia Suprema.

Este viaje, que mejora tanto la salud como el espíritu, puede empezar *aquí* y *ahora*. Será tu propio viaje, uno que requiere no solo consciencia, disposición y esfuerzo, sino también sinceridad, paciencia, autodisciplina, perseverancia y fe en ti mismo. No te preocupes por lo lejos que te sientas ahora mismo: incluso los lotos necesitan brotar desde el barro para llegar a la luz.

El verdadero conocimiento proviene de la experiencia directa, así que es importante practicar con regularidad, incluso aunque sea solo durante diez o quince minutos al día. Aunque es mejor por la mañana o por la tarde, puedes programar los ejercicios del Yoga de la Meditación para cualquier hora. Solo recuerda que no debes comer al menos dos horas antes. Si sufres de asma, diabetes, hipertensión o problemas cardiovasculares, o estás embarazada, no debes practicar estos ejercicios sin la orientación de un profesor cualificado o un médico.

Antes de comenzar, es importante comprender que las prácticas que siguen no son el objetivo en sí mismo. El arte del Yoga de la Meditación no reside solo en ejecutar las técnicas, ya que estas son solo vehículos que te ayudarán en tu viaje interno para conseguir el objetivo del Yoga: la unión espiritual. Las técnicas y prácticas te ayudarán simplemente a avanzar hacia tu objetivo y es desde este estado meditativo desde donde se desplegará ante ti la verdadera felicidad. Lleva tiempo y dedicación. Por este motivo, las prácticas de las siguientes páginas se han ordenado de la forma en que se ha hecho, para guiarte paso a paso en este viaje hacia una vida más tranquila, más feliz y más plena. Así pues, relájate y disfruta.

❦

Cómo utilizar este libro

Primero, busca un lugar tranquilo donde sentarte y leer la introducción y los capítulos 1 y 2 para ahondar en tus conocimientos sobre la filosofía yóguica que subyace en la práctica del Yoga de la Meditación.

Después, lee el capítulo 3 («Preparación para la práctica») para conocer los conceptos básicos sobre cómo sentarse y qué factores hay que tener en cuenta durante los ejercicios.

A continuación, lee las técnicas, *asana* (ver capítulo 4), purificación (ver capítulo 5), *pranayama* (ver capítulo 6) y meditación (ver capítulo 7), para tener una idea de cómo realizarlas en el momento oportuno.

Por último, decide cuál de las rutinas del Yoga de la Meditación que mostramos a partir del capítulo 8, que aúnan las técnicas de este libro, puedes hacer más cómodamente de forma regular y disfruta integrando estas prácticas en tu vida.

«Al conseguir la pureza del estado ultrameditativo,
se logra el flujo puro de la consciencia espiritual.»

Yoga Sutras 1:47

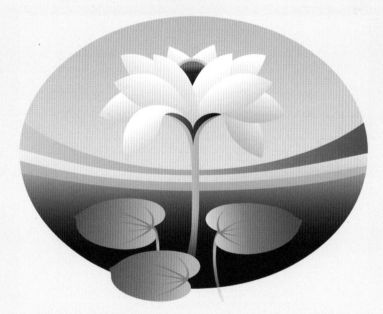

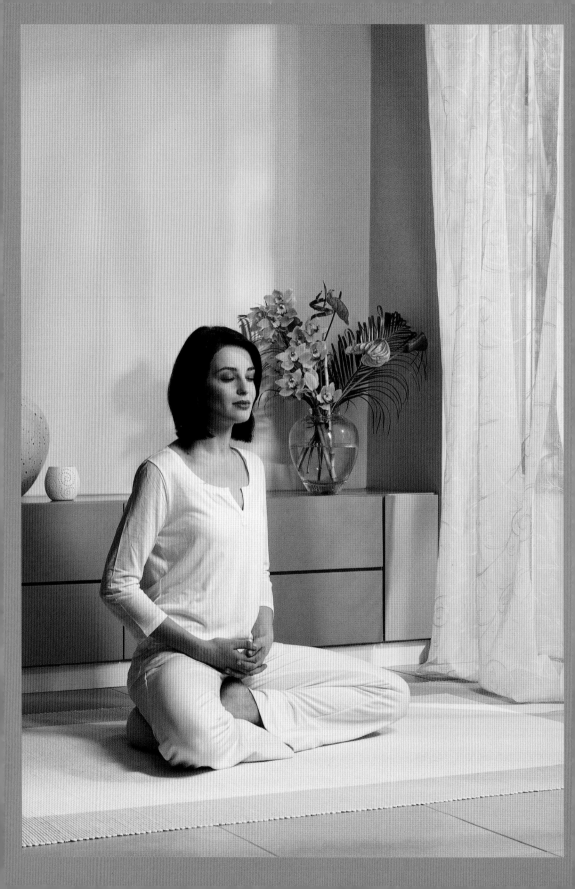

CAPÍTULO 1

LOS OCHO PASOS DEL YOGA

EL SENDERO SUPREMO HACIA LA LIBERTAD Y ALEGRÍA INTERNAS

Antes de que comiences a explorar los ejercicios y meditaciones de este libro, resulta útil comprender el concepto de «los ocho pasos del yoga», *ashtanga yoga* en sánscrito (*ashta* significa ocho, *anga,* miembro). Estos ocho pasos interdependientes, propuestos por el sabio Patanjali en sus *Yoga Sutras* (aproximadamente 200 a.C.; ver página 11), nos preparan para el viaje hacia el interior desde nuestra consciencia, limitada por la identificación exterior con nuestro cuerpo-mente, hasta un estado sutil y más elevado en el que nos podemos sentir más unidos a nosotros mismos y al universo. Nos proporcionan los medios para liberarnos del «sufrimiento» terrenal y despertar nuestro espíritu interior radiante.

Los ocho pasos, que veremos en profundidad en este capítulo, son:

- *yama:* autocontrol
- *niyama:* control íntimo
- *asana:* postura yóguica
- *pranayama:* regulación de la fuerza vital por la respiración
- *pratyahara:* sustraer la mente de los sentidos
- *dharana:* concentración
- *dhyana:* meditación
- *samadhi:* unión divina

Introducción a los ocho pasos

Los ocho pasos del yoga son métodos de purificación para cada día recomendados por el maestro Patanjali que nos ayudan a vivir una vida más plena. Incluyen principios éticos y prácticas físicas, así como técnicas de meditación que nos preparan para los estados finales y más elevados del despertar espiritual.

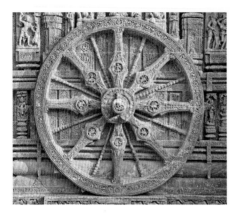

«A partir de la práctica continuada de los pasos del yoga, las impurezas de la mente se destruyen, lo que nos conduce a la iluminación de la sabiduría discriminatoria.»

Yoga Sutras 2:28

Yama: autocontrol

Yama es el primero de los ocho pasos del yoga. El término sánscrito *yama* significa «control» y en el contexto de los ocho pasos, se refiere a ejercer un control sobre las acciones, palabras y pensamientos que puedan afectar o herir a otras personas o a nosotros mismos. Los cinco *yamas* son: no violencia, honradez, desinterés, conservación de la energía vital y desapego.

Ahimsa: no violencia
Es la raíz de todos los *yamas* y *niyamas. Ahimsa* significa ser amable y respetuoso con todos los seres vivos, incluidos nosotros mismos, no solo

en nuestras acciones, sino también en nuestros pensamientos y palabras. Por ejemplo, nuestro discurso debe ser honesto y sincero, sin habladurías ni descalificaciones; nuestro acercamiento a la práctica del Yoga de la Meditación debe ser suave y no estar cargado de expectativas irreales.

Satya: honradez

En términos yóguicos, exagerar, fingir, confundir, distorsionar o mentirse a uno mismo o a los demás, o manipular a personas o situaciones, va en contra de nuestra naturaleza divina. En cambio, está en nuestra naturaleza vivir en la honradez. Esto no solo significa no mentir a los demás o a nosotros mismos, sino también ser sinceros con nuestros sentimientos y creencias.

Asteya: desinterés

Practicar el *asteya* significa no ansiar lo que no nos pertenece. El deseo, la envidia y la codicia nos mantienen siempre mirando al futuro en busca de la satisfacción, y no nos dejan ver que la perfección puede alcanzarse en el presente, con lo que afortunadamente ya tenemos.

Brahmacarya: conservación de la energía vital

El término *brahmacarya* («caminar en presencia de lo divino») significa hacer un uso sabio de nuestra energía, ya que cualquier exceso o indulgencia, como excederse comiendo, durmiendo, hablando o haciendo ejercicio, conlleva la disipación de la energía, lo que merma nuestra vitalidad.

Aparigraha: desapego

Practicar el *aparigraha* significa no sentir demasiado apego por objetos, sucesos o sus resultados; no ser posesivo ni acaparar cosas; no tratar de controlar a los demás y no mantenernos rígidos en pensamientos, ideas y opiniones. Incluso respecto del Yoga de la Meditación, es importante practicar el *aparigraha* y no centrarse en los resultados deseados, sino en aceptar y avanzar.

NIYAMA: CONTROL ÍNTIMO

Los *niyamas* constituyen el segundo de los ocho pasos del yoga y son tan importantes como los *yamas*, pero tratan más sobre la conexión con la persona en lugar de con la sociedad. Los cinco *niyamas* son: pureza, complacencia, autodisciplina, autoconocimiento y sintonía con la Consciencia Suprema.

Sauca: pureza

Practicar el *sauca* significa garantizar la limpieza tanto del cuerpo como de la mente, lo que nos permitirá sentir de inmediato un estado mejorado de calma y apaciguamiento interior. Implica medidas físicas sencillas, como lavarse cada mañana y antes de cada práctica del Yoga de la Meditación, pero también liberarse de cualquier confusión mental negativa con respecto a objetos, circunstancias y pensamientos. Las prácticas de este libro te ayudarán a trabajar para librarte de estas confusiones.

Santosa: complacencia

Practicar el *santosa* significa lograr un estado de felicidad y ecuanimidad que no dependa de ningún condicionamiento externo. Este tipo de complacencia no está condicionada por lo que tenemos o no, porque eso conllevaría tener una mente que nunca estaría satisfecha con nada. En lugar de eso, debemos tener como objetivo sentirnos alegres *dentro* de nosotros. La práctica regular del Yoga de la Meditación serenará la mente de forma natural, mejorando tu capacidad para permanecer en calma y equilibrio ante cualquier situación.

Tapas: autodisciplina

Tapas es la energía que se concentra con una fuerza de voluntad consciente en un punto específico para liberar y activar su potencia. Por ejemplo, si inspiras profundamente y tensas el brazo izquierdo voluntariamente, retienes la respiración y mantienes la tensión durante un rato y luego espiras y liberas la tensión, sentirás una sobrecarga de energía en tu brazo. Esta energía es necesaria para la concentración de la mente. Cultivar la autodisciplina o *tapas* a través de las técnicas recogidas en este libro te permitirá superar la naturaleza egocéntrica de la mente y dirigir su potencia hacia un objetivo espiritual más elevado.

Svadhyaya: autoconocimiento

Junto con el *tapas* (abajo izquierda) y el *ishvara pranidhana* (abajo), el *svadhyaya*, que significa «autoconocimiento», funciona como una herramienta para debilitar lo que en términos yóguicos se conoce como las cinco aflicciones (*kleshas*): ignorancia, egoísmo, atracción, repulsión y miedo a la muerte. El autoconocimiento no es un proceso intelectual, sino la *consciencia* de los movimientos de la mente. Puede lograrse a través del estudio regular de escrituras yóguicas como la *Bhagavad Gita*, el *Yoga Sutras* de Patanjali y el *Upanishads*, el canto de *mantras* sagrados como el *Om* (ver páginas 132-3), y también observando conscientemente nuestra mente egocéntrica para percibir cómo nubla nuestro entendimiento de lo que es el verdadero Yo.

Ishvara pranidhana: sintonía con la Consciencia Suprema

Ishvara pranidhana significa la ofrenda de nuestro yo egocéntrico a la Consciencia Suprema. Al ser *conscientes* segundo a segundo de la *presencia* de esta consciencia elevada, podemos trascender nuestro sentido diario de «yo», «mi» y «mío», darnos cuenta interiormente de nuestra verdadera y eterna naturaleza y experimentar un sentimiento profundo de paz y unidad internas.

«La felicidad suprema se consigue a través de la complacencia.»
Yoga Sutras 2:42

ASANA: POSTURA YÓGUICA

El aspecto más conocido y más practicado del yoga hoy en día es el concepto de *asana*, que significa «postura física». No obstante, el maestro Patanjali, que lo consideró como el tercero de los ocho pasos del yoga, solo trata el tema de las *asanas* en tres de sus 196 *sutras,* y solo hace mención a posturas sentadas, como el *sukhasana* (postura fácil; ver página 53), el *siddhasana* (postura perfecta; ver página 55) y el *padmasana* (postura del loto; ver página 56). Esto se debe a que le interesan las posturas relacionadas con el propósito global del yoga, que es la concentración y la meditación. Y, de acuerdo con él, las posturas firmes, agradables y cómodas facilitan dicha concentración.

Existen, no obstante, otras muchas *asanas* que pueden realizarse para alcanzar un bienestar físico global (consultar el capítulo 4 para ver ejemplos), y energizar y relajar el cuerpo para prepararlo para la meditación. En el *Hatha Yoga Pradipika,* un tratado de mediados del siglo XIV de Svatmarama Yogendra, se puede leer: «*Asana* es el primer estadio del *Hatha Yoga...* Aporta estabilidad, salud y ligereza al cuerpo» (1:17).

La práctica regular de las *asanas* del capítulo 4 te ayudará a purificar y fortalecer el cuerpo, abrir y equilibrar los *chakras* (ver páginas 34-41), desbloquear los canales de energía internos (*nadis*; ver páginas 42-5) y despertar la energía de la columna vertebral (*kundalini*; ver páginas 46-7) con el objetivo de hacerla subir hasta los centros más elevados del cerebro durante la meditación.

«La postura debe ser firme y cómoda.»
Yoga Sutras 2:46

PRANAYAMA:
REGULACIÓN DE LA FUERZA VITAL POR LA RESPIRACIÓN

Pranayama, el cuarto de los ocho pasos del yoga, se define en el *Yoga Sutras* como «regulación de la fuerza vital a través del apaciguamiento de la respiración» (2:49). El término en sánscrito *pranayama* se forma a partir de dos palabras: *prana*, la energía o fuerza vital sutil que penetra y mantiene la vida; y *ayama,* que significa «regularse o ampliarse». Sin embargo, *prana* no es la respiración en sí misma, y *pranayama* no consiste solo en regular o controlar la respiración; la respiración es sencillamente el medio para acceder al *prana*. Por tanto, el *pranayama* implica regular y armonizar la fuerza vital dentro del cuerpo, la energía que penetra en todo el sistema físico y actúa como medio entre el cuerpo y la mente. Mediante el proceso del *pranayama,* la energía y la consciencia individuales se amplían para lograr una energía y una consciencia universales.

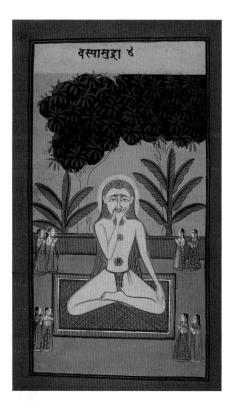

Las prácticas del *pranayama* del capítulo 6 te ayudarán no solo a experimentar el flujo pránico de la energía vital de tu cuerpo, sino también a comenzar a regularlo y a emplearlo para energizar el cuerpo y calmar la mente para la meditación.

Miniatura india del siglo XVIII en la que puede verse una técnica de respiración yóguica.

PRATYAHARA: RETIRAR LA MENTE DE LOS SENTIDOS

Pratyahara es el quinto de los ocho pasos del yoga y está relacionado con la preparación de la mente para la concentración y la meditación.

El término sánscrito *pratyahara* es una combinación de dos palabras: *prati,* que significa «dirección opuesta», y *ahar,* que significa «retirar o sustraer». *Pratyahara* significa por tanto «retirarse en la dirección opuesta»: es la sustracción de la mente respecto de los cinco sentidos y sus respectivos objetos mundanos; es la interiorización de la mente.

Por lo general, mientras miramos, escuchamos, olemos, tocamos o saboreamos algo, dirigimos nuestra atención fuera de nosotros mismos, mientras que en el *pratyahara* la atención se dirige hacia el interior.

Solo a través de la práctica de las *asanas* y el *pranayama* podemos aprender a dirigir la atención de la mente hacia esa dirección, siendo totalmente conscientes de cuándo surge el impulso de inspirar y espirar. Al realizar estas prácticas de forma regular, nos liberamos de nuestra vinculación con la dualidad del placer y el dolor, que nos provoca angustia, y nuestras mentes pueden serenarse.

«Mediante la interiorización consciente de la mente, los sentidos funcionan de forma inteligente y en armonía, sin interferencias de la mente egocéntrica. Por tanto, uno logra un control completo de todos los sentidos.»

Yoga Sutras 2:55

DHARANA: CONCENTRACIÓN

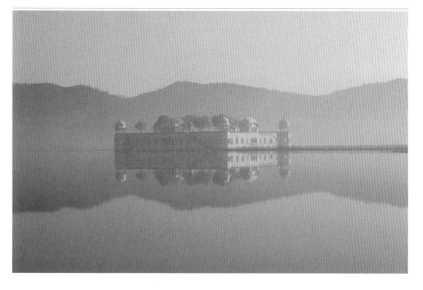

El *dharana*, o concentración sobre un punto, es el sexto de los ocho pasos del yoga de Patanjali, y el término en sánscrito *dharana* deriva de la palabra *dhri*, que significa «agarrar con firmeza».

La mente puede compararse con un lago, con pensamientos y sentimientos que surgen como olas. Solo podemos ver nuestro reflejo en el agua con claridad cuando las olas de la superficie se aquietan y se sosiegan. De forma similar, solo podemos ser conscientes de nuestro Yo interno verdadero cuando todas las ondas de pensamiento y torbellinos de sentimientos (*vrittis*) de nuestra mente se apaciguan a través de la concentración en un punto único, en lugar de dejar que deambulen por donde quieran como una expresión del yo egocéntrico. El *tratak* (ver página 113) y el *hong sau* (ver páginas 122-5) son métodos particularmente efectivos para desarrollar dicha concentración. Cuanta más concentración podamos aplicar en la vida diaria, mayor éxito tendremos al meditar.

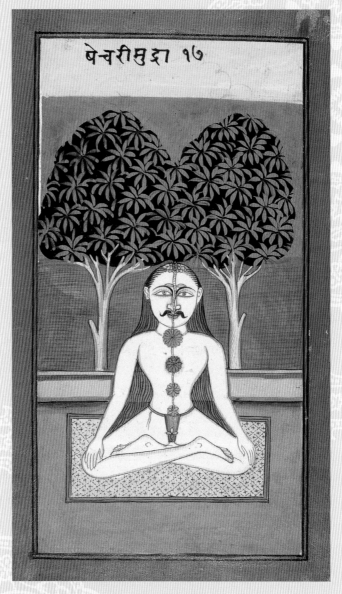

Una pintura india del siglo XVIII que muestra a un yogui en un
asana de meditación, con los principales chakras resaltados.

«La meditación es el flujo ininterrumpido de la consciencia atenta
sobre la realidad divina interior.»

Yoga Sutras 3:2

DHYANA: MEDITACIÓN

La meditación, el séptimo de los ocho pasos, es la liberación de la mente de cualquier pensamiento perturbador, reacción emocional y deseo inquietante, para volver nuestra atención hacia el interior y ser conscientes de nuestra naturaleza verdadera y radiante.

La meditación de por sí no es una técnica, sino un estado de calma y complacencia total en el momento presente. Con el *dharana* (concentración) ha acabado cualquier movimiento, y con el *dhyana* (meditación) nos encontramos con la fuente interior de nuestro ser, experimentando de forma directa nuestra verdadera naturaleza. Todas las ideas sobre nuestra identidad como ser individual y limitado se disipan en la unión de la consciencia individual y la Consciencia Suprema, y nos damos cuenta de que la presencia infinita de lo divino —*Sat-Chit-Ananda* (consciencia eterna, existencia eterna, nueva felicidad eterna)— está siempre en nuestro interior. Las prácticas del Yoga de la Meditación de las siguientes páginas te mostrarán el camino hasta el *dhyana*, donde experimentarás una calma y una complacencia profundas.

SAMADHI: UNIÓN DIVINA

El término *samadhi* proviene de las palabras sánscritas *sam*, «perfecto o completo», y *dhi*, «consciencia». Es el octavo de los ocho pasos del yoga. En el estado de *samadhi,* la mente está tan absorta en el Yo divino que ya ni es consciente de que está meditando. Cualquier distinción entre la persona que medita, el acto de la meditación y el objeto de la meditación desaparece.

La diferencia entre meditación (*dhyana*) y *samadhi* es que en la meditación hay un flujo ininterrumpido de atención hacia el objeto de la meditación, mientras que en el *samadhi* hay una disolución de la dualidad de lo objetivo-subjetivo del observador y lo observado. El meditador pierde cualquier sensación de individualidad (consciencia egocéntrica), empieza a expandir su consciencia y se funde con el Yo divino: el objetivo del Yoga de la Meditación.

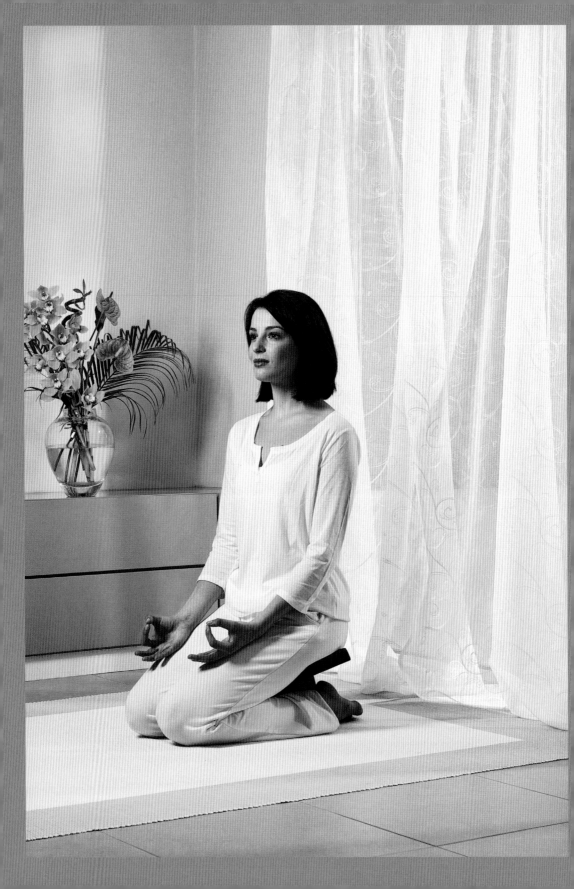

CAPÍTULO 2

EL SISTEMA DE ENERGÍA INTERNA

CUERPOS SUTILES, CHAKRAS, NADIS Y KUNDALINI

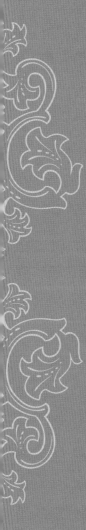

Para comprender los ejercicios del Yoga de la Meditación recogidos en este libro en todos sus aspectos (físicos, mentales y espirituales), resulta útil conocer y comprender nuestra anatomía sutil. Cuanto más consciente seas del sistema de energía interna y puedas dirigir tu propia fuerza vital de forma eficiente, no solo mientras practicas los ejercicios del libro, sino también a medida que transcurre tu vida diaria, mayor será el control sobre tu propia salud y felicidad.

En este capítulo, analizaremos el sistema de energía, incluyendo:

- el cuerpo físico, los dos cuerpos sutiles y sus cinco envolturas (*koshas*); los cuerpos sutiles y envolturas alimentan al cuerpo físico con energía, como la electricidad da luz a una bombilla

- los *chakras:* los siete centros de energía principales sirven como transformadores que reciben, asimilan y distribuyen la energía o fuerza vital necesaria para que los sistemas corporales funcionen

- los *nadis:* canales sutiles de energía que atraviesan todo el cuerpo y transportan la fuerza vital del cuerpo, nutriéndonos de vitalidad

- *kundalini:* energía espiritual o consciencia, representada como una serpiente que habita de forma latente en la base de la columna.

LOS TRES CUERPOS Y LAS CINCO ENVOLTURAS

Somos seres espirituales, almas inmortales que toman temporalmente la forma de campos materiales de energía (nuestros cuerpos físicos) y campos no materiales de energía («cuerpos sutiles» invisibles a simple vista).

Estos cuerpos sutiles se entrelazan y rodean nuestro cuerpo físico con dos capas, conocidas como cuerpo astral y cuerpo causal.

El cuerpo en el que nuestro verdadero Yo o alma (*atman* o *purusha*) reside se asemeja por tanto a un castillo con tres murallas:

- el cuerpo físico (*sthula sharira*): la «muralla» interior, sujeta a límites temporales, espaciales y gravitacionales, que se destruye con la muerte;
- el cuerpo astral (*suksma sharira*): la «muralla» media, más duradera;
- el cuerpo causal (*karana sharira*): la «muralla» externa, que es incluso más permanente y pervive durante innumerables vidas.

Existen también las denominadas cinco «envolturas» (*koshas*), ubicadas dentro de los tres cuerpos. Se denominan envolturas porque son como coberturas del Yo interno luminoso, semejantes a las lámparas que cubren bombillas. Aunque experimentamos la acción de estas envolturas como si fuesen una realidad que conforma nuestra personalidad, estas, junto con los tres cuerpos, no tienen una realidad permanente. Son simples vehículos para la expresión del Yo verdadero (*atman*), que es independiente de todos ellos y que tratamos de alcanzar a través de las prácticas del Yoga de la Meditación de este libro.

Aunque tenemos que mantener cada uno de estos cuerpos y envolturas en condiciones de funcionamiento óptimas para seguir estando sanos y vitales, también tenemos que tratar de dejar de asociar sus acciones con nuestro sentido limitado del yo, y en su lugar comenzar a identificar el Yo verdadero y divino que descansa bajo todo ello y en el que encontraremos una profunda paz y complacencia interiores.

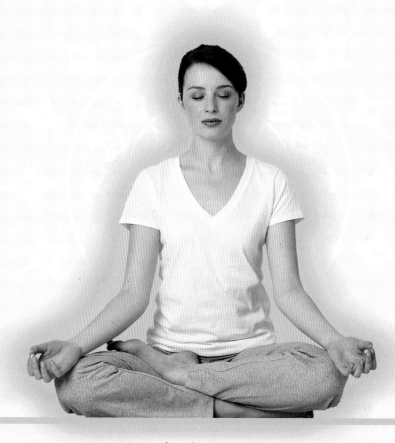

Esta imagen describe el cuerpo físico (desde el que brilla el resplandor dorado del alma o atman) *rodeado por los cuerpos astral (amarillo) y causal (verde).*

«La envoltura física cubre la envoltura vital,
la envoltura vital cubre la envoltura mental,
la envoltura mental cubre la envoltura inteligente
y la envoltura inteligente cubre la envoltura radiante.»

Taittiriya Upanishad

EL CUERPO FÍSICO

El cuerpo físico, el más concreto de los tres cuerpos, es el sometido al nacimiento, crecimiento, enfermedad, deterioro y muerte. La forma más efectiva de mantener este cuerpo sano y vital es a través de una dieta equilibrada y ejercicio físico como correr y nadar, pero también a través de las posturas yóguicas (*asanas*) para equilibrar nuestra energía, las técnicas de respiración (*pranayama*) para limpiar los canales de energía y la meditación para dar descanso a nuestra mente y cuerpo.

El cuerpo físico solo tiene una «envoltura», conocida como *annamaya kosha*, o «envoltura de los alimentos», por su dependencia de la fuerza vital (*prana*) manifestada en la necesidad de comida, agua y aire. Es la existencia física.

EL CUERPO ASTRAL

El cuerpo astral, la barrera invisible fortificada que rodea el cuerpo físico, es el hogar de nuestra personalidad, pensamientos y sentimientos; en resumen, todos nuestros atributos personales no físicos. Este cuerpo podría describirse como el «conductor» del cuerpo físico, ya que todas nuestras acciones físicas son el resultado de la energía del cuerpo astral (el cuerpo físico por sí mismo no tiene la energía necesaria). La forma más efectiva de energizar y fortalecer este cuerpo es con la práctica de las *asanas* del yoga, el *pranayama*, los cantos mántricos (ver página 112), el estudio personal y la introspección y el estudio de las escrituras yóguicas.

Contiene tres envolturas: *pranayama kosha*, *manomaya kosha* y *vijnanamaya kosha*.

Pranayama kosha: envoltura de aire vital

Esta capa suministra la energía vital, o *prana*, al cuerpo físico, además de controlar los órganos de acción (las manos, los pies, la lengua, los genitales y el ano) y regir nuestra forma de reaccionar ante el mundo.

Manomaya kosha: envoltura de la mente

Esta es nuestra capa mental y emocional, que nos permite experimentar pensamientos y sentimientos. Más sutil que la «envoltura de los alimentos» y la «envoltura de aire vital», la «envoltura mental» comunica nuestros pensamientos y sentimientos al cuerpo físico, que reacciona en consecuencia. También comunica nuestras sensaciones externas, como la sed o el calor, a la «envoltura psíquica» para permitirnos tomar decisiones. De esta forma, se convierte en un comunicador vital. Podemos fortalecer y purificar esta envoltura mental con el *pranayama* y las prácticas de meditación.

Vijnanamaya kosha: envoltura psíquica

Esta capa adquiere conocimientos a través del pensamiento, la experiencia y los sentidos. Funciona como el conocedor y el activador del cuerpo astral: decide, elige y emite juicios de valor. Además de ser el hogar del intelecto, es donde reside nuestro ego, nuestro fuerte sentido del «yo» y del «mi», que nos impide identificarnos con la consciencia universal y encontrar nuestro Yo interior verdadero y radiante. Para perseverar en el sendero espiritual, es importante tener como objetivo purificar el ego y pulir el intelecto.

EL CUERPO CAUSAL

El cuerpo causal es aún más sutil que el cuerpo astral y está formado por nuestros pensamientos, deseos, intenciones y aspiraciones más profundos. Es el almacén de nuestras impresiones pasadas, las impresiones semilla que motivan el comportamiento y crean nuestro karma. En la analogía del castillo con las tres murallas, el cuerpo causal es la muralla más cercana al Yo divino. Aunque le aporta luz y energía al cuerpo astral, su propia vitalidad reside en otro lugar, llamado el *anandamaya kosha* (envoltura de la felicidad). Este es un cuerpo de luz que refleja la felicidad del Yo, lo que nos permite experimentar la verdadera alegría.

LOS *CHAKRAS*

Chakra es un término sánscrito que significa «rueda» o «disco giratorio». Se cree que los *chakras* del cuerpo humano son ruedas o discos giratorios de energía sutil o fuerza vital (*prana*) ubicados a lo largo de la línea media del cuerpo astral, conocida como la columna astral. Son confluencias de consciencia y energía que almacenan y distribuyen energía e información al cuerpo físico, además de almacenar tendencias psicológicas, deseos y hábitos.

La tradición yóguica reconoce siete *chakras* principales distribuidos a lo largo de la línea media del cuerpo. Están ubicados en:

- la base de la columna: *muladhara*
- el área genital: *svadhisthana*

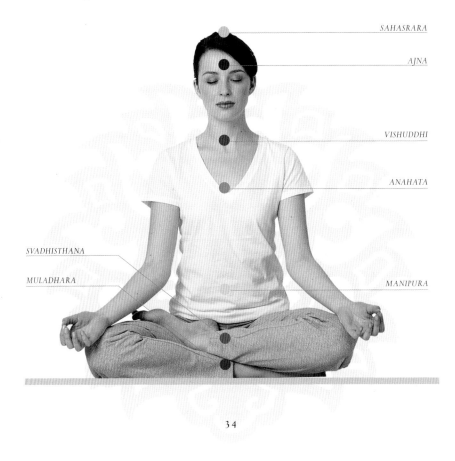

SAHASRARA

AJNA

VISHUDDHI

ANAHATA

SVADHISTHANA

MULADHARA

MANIPURA

- el ombligo: *manipura*
- el nivel del pecho o el corazón: *anahata*
- la garganta: *vishuddhi*
- la frente: *ajna*
- por encima de la coronilla: *sahasrara*

Resulta primordial que estos *chakras* funcionen bien para que puedan almacenar el máximo de energía que el cuerpo empleará a su voluntad. Al igual que la batería de un coche puede envejecer y perder su capacidad para «mantener la carga» con el tiempo si no se cuida, los *chakras* serán incapaces de dar soporte a los sistemas vitales del cuerpo si no se desarrollan lo suficiente. La práctica regular de los ejercicios de yoga de las siguientes páginas, como las *asanas*, *pranayama* y el canto de los mantras *bija* (ver páginas 118-9), garantizará su desarrollo equilibrado y, por tanto, aumentará los niveles de energía y mejorará la salud global.

❀

Representación visual de los *chakras*

Según los yoguis, sanadores y videntes que son capaces de ver los campos energéticos de los humanos, los *chakras* son remolinos de colores con forma de embudo, algo parecido a una campanilla. A menudo se representan con diagramas en forma de flores de loto (*padmas*), cada una con un número específico de pétalos, colores y *mantras* de sílabas semilla (*bija*) y demás símbolos y deidades dentro de ellos. Estas imágenes son representaciones visuales de las experiencias energéticas de los *chakras* (ver gráfico de la página 41) y pueden ayudar a los meditadores a lograr la concentración de la mente. Los colores de los *chakras* que mostramos no se corresponden con la tradición New Age occidental, sino con la tradición tántrica yóguica tal como la propugnaba Swami Satyananda Saraswati (1923-2009).

La energía cósmica

Al final, nuestros cuerpos solo son energía. Nuestros *chakras* actúan como dínamos de energía cósmica y permiten a nuestros cuerpos sutiles conectarse a la fuente de alimentación universal. Son como transformadores y reguladores que reciben, asimilan y distribuyen el *prana* en el cuerpo astral, que después lo distribuye a los plexos nerviosos espinales, desde donde, a su vez, se transfiere a la sangre y a los órganos del cuerpo físico.

El *prana* se introduce por el cuerpo por la base del cerebro (zona del bulbo raquídeo) y fluye hasta los centros cerebrales más elevados. Después, se filtra hacia abajo a través de los seis *chakras* principales, empezando por el *ajna chakra* hasta llegar al *muladhara chakra*. *Sahasrara*, el principal generador de las energías que impulsan estos seis *chakras*, está ubicado en la coronilla, por encima del bulbo raquídeo, y funciona en un plano de consciencia más elevado.

A medida que esta energía se desliza en espiral a través de cada *chakra*, se vuelve cada vez más densa, hasta que forma lo que se conoce como los cinco grandes elementos (*panchamahabhuta*). Son «estados» esenciales de materia que no deben confundirse con los elementos periódicos de la química moderna, y representan las fases de la creación, del espíritu a la materia.

- Del estado no manifiesto de la consciencia universal proviene la vibración de sonido sutil y primaria del *om*. De la vibración sutil del *om* proviene el éter o elemento espacial, asociado con el *vishuddhi chakra*.
- La luz y los movimientos expansivos del elemento éter crearon el elemento aire, asociado con el *anahata chakra*.
- El movimiento del aire creó fricción, lo que generó que las partículas de calor formasen una luz intensa, desde la que se creó el elemento fuego, asociado con el *manipura chakra*.
- El calor del fuego licuó algunos elementos etéreos que formaron el elemento agua, asociado con el *svadhisthana chakra*.
- Por último, el agua se solidificó para formar el elemento tierra, asociado con el *muladhara chakra*.

De esta forma se crearon los cinco bloques constituyentes de la materia: éter, aire, fuego, agua y tierra. Estos cinco elementos, presentes en toda la materia, también existen en cada uno de nosotros. Por ejemplo, en nuestro cuerpo, la fuente del fuego es el metabolismo: activa nuestra digestión y nuestros ojos para poder ver la luz. La diferencia entre los distintos elementos en nuestro cuerpo reside en las frecuencias vibratorias de las ondas de longitud. Los *chakras* inferiores, conectados con la supervivencia y la terrenidad básicas, vibran a una frecuencia más densa que los *chakras* superiores, asociados con la iluminación espiritual.

El objetivo subyacente de las prácticas del Yoga de la Meditación recogidas en este libro es invertir el descenso del alma hacia la materia y devolverla a la unidad divina en pura consciencia, ya que solo cuando se ha logrado esto, podemos experimentar nuestra verdadera calma y felicidad interiores. Cuando tu mente está tranquila y serena, empiezas a ser consciente de tu verdadera identidad, del ser espiritual que albergas y que va más allá de las fuerzas del cuerpo, mente y sentidos. El Yoga de la Meditación es el esfuerzo para percibir esta energía cósmica y consciencia pura.

«La energía cósmica consciente entra primero a través del bulbo raquídeo (en el tronco del encéfalo) y permanece concentrada en el cerebro como un loto de mil pétalos. Después, desciende hasta el cuerpo a través de la médula espinal y el sistema nervioso simpático.»

Paramhansa Yogananda

LOS SIETE *CHAKRAS*

A continuación veremos cada *chakra*, la naturaleza de su energía y cómo esa energía rige cierto aspecto de nuestro ser. Asimismo, veremos cómo encaja cada *chakra* en el viaje del Yoga de la Meditación para elevar nuestra consciencia hasta un nivel superior de nuestra misión para descubrir nuestro Yo interior verdadero y radiante.

Muladhara: chakra raíz

El *muladhara chakra,* también conocido como el *chakra* «base», ubicado entre los genitales y el ano, constituye los cimientos de nuestra personalidad. Si funciona al 100%, este *chakra* nos proporciona una sensación profundamente arraigada de terrenidad y de seguridad vital. También es donde reside la energía *kundalini* (ver páginas 46-7) y es, por tanto, la base desde la que surge la posibilidad de una mayor realización: el viaje hacia arriba de la energía *kundalini* hasta el *sahasrara chakra*, en la coronilla, comienza aquí, una vez despertada a través de las prácticas del Yoga de la Meditación.

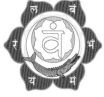

Svadhisthana: chakra sacral

El siguiente en el viaje hacia el despertar espiritual es el *svadhisthana chakra,* que fluye y se adapta fácilmente. Este *chakra* se ubica en la región sacra de la columna a nivel del coxis, desde donde podemos empezar a expresarnos creativa y sensualmente. Si funciona bien, este *chakra* nos permite ajustarnos al flujo y disfrutar de todo lo que la vida tiene que ofrecernos.

El término sánscrito *sva* significa «uno mismo» y *adhisthana* equivale a «hogar», así que *svadhisthana* se traduciría por «el hogar de uno». Algunos yoguis han sugerido que esto se refería a cuando otrora la *kundalini* yacía latente en el *svadhisthana chakra*, aunque por alguna razón ahora la *kundalini* descansa en el *muladhara chakra*.

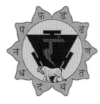

Manipura: chakra del ombligo

Después llegamos al *manipura chakra*, que irradia su fogosa energía como un brillante sol. Se ubica en la columna astral al nivel del ombligo. El *manipura* es muy importante porque es el centro de la autodisciplina, la energía, la vitalidad y la consecución de logros. Genera y distribuye el *prana* por el cuerpo y controla nuestra energía, equilibrio y fuerza. Así que, cuando está en equilibrio, nos sentimos fuertes, seguros de nosotros mismos, capaces y vibrantes.

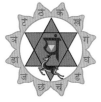

Anahata: chakra del corazón

Después, ascendemos hasta el *anahata chakra*, denominado también *chakra* del corazón por su localización. Funciona como puente entre los tres *chakras* inferiores, relacionados con el mundo corporal, mental y sensorial, y asociados con la supervivencia y la seguridad (*muladhara chakra*), la sensualidad y el sexo (*svadhisthana chakra*), y la sensación de identidad y capacidad personal (*manipura chakra*); y los tres *chakras* superiores, vinculados a una consciencia superior y más evolucionada. La amplitud del amor y la compasión en el *anahata* nos lleva a estadios más elevados de la consciencia. Cuando este *chakra* funciona bien, sentiremos un gran amor y compasión en nuestra vida.

Vishuddhi: chakra de la garganta

Directamente detrás de la base de la garganta está el *vishuddhi chakra*. El término *vishuddhi* deriva de las palabras sánscritas *visha*, «impureza», y *shuddhi*, «purificar». Es nuestro centro de comunicaciones, creatividad, autoexpresión, desvinculación y aprendizaje para aceptar y recibir. Cuando este *chakra* está equilibrado y abierto, nuestra capacidad de comunicación y creatividad se despierta totalmente. Cuando la energía *kundalini* alcanza el *vishuddhi*, sentimos complacencia, claridad mental, comprensión y desapego.

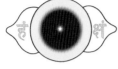

Ajna: chakra del tercer ojo

El término sánscrito *ajna* significa literalmente «dirigir», «obedecer» o «conocer». De tal forma, este *chakra,* ubicado en la frente, entre nuestras cejas, es el centro que dirige los demás *chakras.* Forma la frontera entre la consciencia humana y divina, representa un mayor nivel de consciencia y se considera el centro de la percepción extrasensorial, la intuición, la claridad y la sabiduría.

El *ajna chakra* tiene dos polos: el positivo y el negativo. El polo positivo es el «ojo espiritual», localizado justo entre las cejas, mientras que el polo negativo se encuentra en el bulbo raquídeo, ubicado en el tronco encefálico, en la base del cráneo, y constituye la base del ego.

El *ajna chakra* es el punto de encuentro de los tres canales de energía principales (los *nadis ida,* el *pingala* y el *sushumna;* ver páginas 42-5). Cuando la energía *kundalini* llega a este *chakra,* nuestra consciencia se concentra y transcendemos nuestro yo egocéntrico. Es aquí donde experimentamos la realización de nuestro verdadero Yo divino.

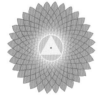

Sahasrara: chakra de la coronilla

También denominado *niralambapuri,* que significa «hogar con apoyo», y *brahmarandhra,* «la puerta de Dios», el *sahasrara chakra* es la culminación de nuestro ascenso por la columna astral. Después de lograr la autorrealización en el *ajna,* logramos la liberación en el *sahasrara.* Para llegar a este punto, primero tenemos que abrir, equilibrar y energizar los seis *chakras* inferiores a través de la meditación profunda.

Cualidades y elementos de los *chakras*

	UBICACIÓN	CUALIDADES POSITIVAS	CUALIDADES NEGATIVAS	ELEMENTO
SAHASRARA	coronilla	más allá de cualquier dualidad, felicidad		más allá de cualquier elemento
AJNA	centro del cerebro	altruismo, sólida fuerza de voluntad, rendición divina	orgullo, excesiva intelectualidad, fuerte sentido de «Yo, mi, mío»	*mahat*, es decir, mente, ego e intelecto
VISHUDDHI	garganta	amplitud, sensación de calma, silencio	inquietud, aburrimiento	éter
ANAHATA	corazón	devoción, amor incondicional, compasión	apego, ira, rabia, odio	aire
MANIPURA	ombligo	entusiasmo, confianza, liderazgo efectivo	uso incorrecto del poder, crueldad	fuego
SVADHISTHANA	hueso sacro	apertura, disposición, intuición, creatividad	indecisión, imprecisión	agua
MULADHARA	perineo	valentía, lealtad, constancia, perseverancia	testarudez, prejuicios, intolerancia	tierra

LOS *NADIS*

Dentro de cada uno de nosotros hay una vasta matriz de finos canales energéticos llamados *nadis* (*nadi* significa literalmente «flujo» o «corriente»), que distribuye nuestro *prana* o fuerza vital por todo el organismo. Puede pensarse en esto como una red de ríos, arroyos y afluentes interconectados que transportan la energía allá donde sea necesaria. De hecho, los tres *nadis* principales (ver abajo) se representan a menudo a través de los tres grandes ríos de la India: el *ida* por el Ganges, el *pingala* por el Yamuna y el *sushumna* por el mítico Saraswati.

El origen de los *nadis* es un centro nervioso con forma de huevo llamado *kanda*, ubicado justo por encima de nuestro centro de energía más bajo, el *muladhara chakra* (ver página 38). Desde aquí, se considera que se extienden 72.000 *nadis* para formar todo el circuito sutil del cuerpo astral.

De los miles de *nadis,* hay tres que destacan por importancia. Estos, mencionados anteriormente, son:

- el *sushumna:* el canal central, que corresponde en posición a tanto la columna física como la astral,
- el *ida:* que comienza en la parte izquierda del *sushumna,*
- el *pingala:* que comienza en la parte derecha del *sushumna.*

El *sushumna* se entrelaza en forma de hélice con el *ida* y el *pingala,* y los tres canales convergen en ciertos lugares a lo largo de la columna, para formar los remolinos de los *chakras* (ver página 45).

Te resultará útil saber un poco más sobre cada uno de los tres *nadis* principales para hacerte una idea de lo que te sucede en términos energéticos, no solo en tu vida diaria, sino también cuando realizas las prácticas del Yoga de la Meditación de las siguientes páginas.

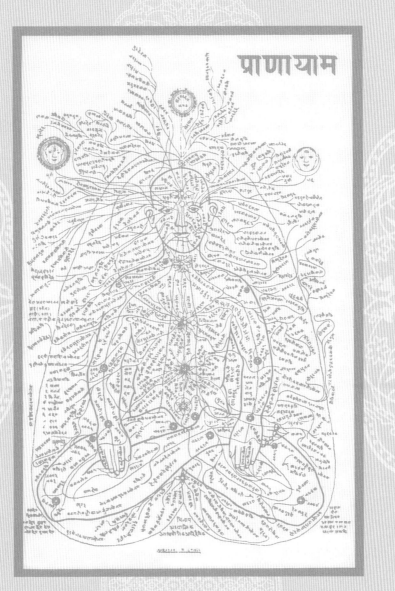

Existe una matriz de miles de canales energéticos, conocidos como
nadis, *que conforman el circuito sutil del cuerpo astral.*

EL *SUSHUMNA*

El *nadi sushumna,* «canal más benévolo», se extiende por el centro de la columna astral, que se corresponde con la médula espinal en el cuerpo físico. Esto significa que recorre sucesivamente todos los *chakras,* desde la base (*muladhara*) hasta la coronilla (*sahasrara*). Mientras que los *nadis ida* y *pingala* controlan nuestra consciencia normal y están siempre activos, incluso durante el sueño, el *nadi sushumna* solo está completamente activo en las personas comprometidas con prácticas espirituales como el Yoga de la Meditación. Por este motivo, solo a través de estas prácticas se puede encontrar el equilibrio entre las energías *ida* y *pingala,* que, a su vez, despiertan el poder espiritual conocido como *kundalini* (ver páginas 46-7), en la base de la columna, y lo envían hacia arriba recorriendo el *sushumna.* El *sushumna,* también conocido como *nadi Brahma* («sendero hacia Dios»), es, por tanto, el camino hasta nuestro despertar espiritual en el *sahasrara chakra*: el lugar donde podemos ser conscientes de nuestro espíritu interior radiante y encontrar esa sensación de calma interna que buscamos.

EL IDA Y EL PINGALA

Los *nadis ida* y *pingala* funcionan de forma alternativa. Esto puede observarse en los orificios de la nariz cuando respiramos. Normalmente, la respiración fluye libremente a través de un orificio mientras el otro está bloqueado. Esta alternancia natural se produce aproximadamente cada dos horas.

Cuando el orificio izquierdo se abre, el *nadi ida* fluye, se activa el hemisferio derecho del cerebro, la mente se encuentra en estado introvertido y creativo, y el sistema nervioso parasimpático está activo (responsable del descanso).

Cuando se abre el orificio derecho, el *nadi pingala* fluye, se activa el hemisferio izquierdo del cerebro, la mente se encuentra en estado extravertido y lógico, y el sistema nervioso simpático está más activo (responsable de estimular acciones urgentes cuando es necesario).

Ida

El canal *ida* transporta la energía mental (*chitta shakti*) por todo el cuerpo, y por tanto, controla nuestros procesos psicológicos. El término sánscrito *ida* significa realmente «comodidad», lo que lo relaciona con el concepto de que este canal esté conectado al sistema nervioso parasimpático, que conforta y hace descansar al cuerpo cuando lo necesita. El *ida* se asocia por tanto a las cualidades femeninas, la energía lunar y el frío.

Pingala

De forma inversa, el canal *pingala* del lado derecho transporta nuestra fuerza vital (*prana*) por todo el cuerpo y controla por tanto todos nuestros procesos fisiológicos. El término sánscrito *pingala* significa «rojo oscuro», lo que simboliza la vinculación de este canal con la energía estimulante del sol y lo asocia con la función del sistema nervioso simpático, que está ahí para estimular la acción cuando es necesario. El *pingala* está asociado por tanto a cualidades masculinas, la energía solar y el calor.

Los nadis ida *y* pingala *se entrecruzan con el* nadi sushumna *central, pasando por los* chakras *que encuentra en el camino.*

LA *KUNDALINI*

Kundalini es la energía espiritual, o consciencia, potencial que descansa latente en la base de la columna vertebral (ver página 33) de todos los seres. En realidad, la *kundalini* no tiene forma, pero como nuestra mente requiere una imagen concreta para concentrarse en ella, la *kundalini* ha tomado, según la teoría yóguica, la forma de una serpiente enroscada en la base de la columna (*kundalini* deriva del término sánscrito *kundal*, que significa «enrollado»).

Otra asociación con la palabra *kundalini* es el término sánscrito *kunda*, que significa «cavidad» y se refiere al espacio cóncavo en el que el cerebro, con forma de una serpiente enroscada durmiendo, descansa.

La *kundalini* toma dos formas:

- energía pránica (*prana shakti*), que provoca todas nuestras acciones,
- energía espiritual o consciencia (*caitanya shakti*), que impulsa nuestro conocimiento y sabiduría.

Cuando a través del Yoga de la Meditación conseguimos el equilibrio entre el movimiento ascendente de la energía en el *ida* (acompañado de una inhalación) y el movimiento descendente de la energía en el *pingala* (acompañado de una exhalación), la *kundalini* se activa a partir de este estado latente en el *muladhara chakra*. Después, las corrientes de energía se desplazan hacia arriba en el canal central del *sushumna*, donde se activan en el cerebro, creando una sensación de calma interna y alegría divina que forman parte de nuestro despertar espiritual.

A medida que la *kundalini* realiza este ascenso desde el *muladhara chakra* (*chakra* raíz) hacia el *sahasrara chakra* (la base de la consciencia, en la coronilla), activa sucesivamente todos los *chakras*, provocando que capa tras capa se abra la mente hasta que el yogui experimenta una sensación de despertar, libertad, calma interna, felicidad y, por último, una sensación de unidad con el mundo.

Cuando, por otro lado, la *kundalini* permanece latente en la base de la columna y la energía fluye por la columna hacia abajo, hacia los tres *chakras* inferiores de la consciencia mundana —lo que les suele suceder a las personas que no practican normalmente ningún tipo de práctica espiritual—, es probable que esas personas sientan que les faltan calma interior, alegría y complacencia, debido a las diferencias que perciben entre lo que ellas experimentan y el mundo que las rodea.

Por el contrario, la gente que acaba de comenzar a practicar el Yoga de la Meditación o que no lo practica de forma regular, puede estar experimentando un despertar espiritual suave o temporal, por ejemplo, en los tres *chakras* inferiores. Esto les haría sentir que hay más en la vida aparte de comer, dormir y practicar el sexo (los tres *chakras* inferiores). Es probable que sean más conscientes de que no son solo un cuerpo, mente y sentidos, sino un ser espiritual que se expresa a través de estos instrumentos.

No obstante, la práctica regular de los ejercicios de *pranayama* del capítulo 6 purificará y equilibrará los *nadis*, aumentando las oportunidades de que experimentes todo el potencial y felicidad de la *kundalini* despierta.

«La kundalini, en su forma latente, está enrollada como una serpiente. El que consiga que el shakti se mueva, desde el muladhara hacia arriba, logrará liberarse.»

Hatha Yoga Pradipika 3:108

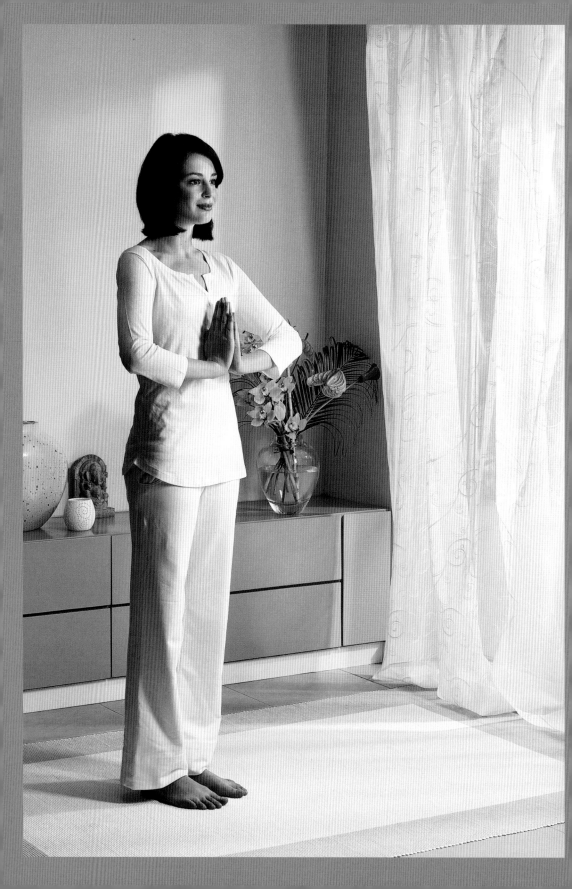

CAPÍTULO 3

PREPARACIÓN PARA LA PRÁCTICA

LAS HERRAMIENTAS BÁSICAS

El objetivo de este capítulo es brindarte la información que vas a necesitar para ejecutar de forma cómoda y efectiva los ejercicios y prácticas de meditación que se mencionan a lo largo del libro.

En primer lugar, descubrirás lo valioso que resulta establecer una hora y un lugar concretos para practicar el Yoga de la Meditación, así como la importancia de mantener una actitud mental adecuada para trabajar con el fin de conseguir tus metas.

En segundo lugar, descubrirás lo valioso que resulta ser capaz de sentarse sin moverse en una postura cómoda y firme, para que puedas seguir relajado y alerta durante bastante tiempo sin distracciones. Para lograr esto, recibirás instrucciones sobre una amplia variedad de posturas sentado, entre las que podrás elegir cuando tengas que hacer tu propia meditación.

Y, por último, encontrarás una explicación sobre una variedad de gestos yóguicos de la mano llamados *mudras* y unas «contracciones» o «candados» internos del cuerpo llamados *bandhas*, que pueden ayudarte a potenciar tu energía, reteniéndola y dirigiéndola hacia arriba a través de los centros de energía (*chakras*), lo que te permitirá profundizar en tu práctica del Yoga de la Meditación.

PRELIMINARES PARA LA PRÁCTICA

Para lograr el máximo beneficio de las técnicas del Yoga de la Meditación de este libro, primero debes querer ponerte en contacto con tu Yo radiante más profundo. Después, comprometerte en trabajar regularmente hacia ese objetivo. A continuación mencionamos algunos factores clave.

Hora

Habitualmente, los yoguis meditan al amanecer y al atardecer, ya que la mente está más serena y calmada a esas horas. Esos son los mejores momentos. No obstante, si estas horas no se adecuan a tu horario, determina qué momento te viene mejor y comprométete a cumplirlo todos los días.

Regularidad

La clave del éxito en la meditación es desarrollar y mantener una práctica regular: a ser posible diaria (si no, lo máximo posible) a la misma hora y con la misma duración. De esta forma, tu cuerpo y mente se acostumbrarán a la regularidad y resultará mucho más fácil alcanzar un estado mental adecuado para meditar cada día.

Actitud correcta

El viaje hacia un Yo más tranquilo y feliz es un proceso largo y gradual, así que hay que ser paciente y perseverar. No existe el éxito inmediato en la vida espiritual. Por tanto, es importante mantener la práctica del Yoga de la Meditación como una prioridad y practicarla siempre con entusiasmo. Solo al hacerlo así, sentirás que avanzas y comenzarás a darte cuenta de que las ventajas de la meditación —calma, complacencia y mayores niveles de energía— son realmente tu estado natural, con el que has perdido el contacto temporalmente. Ten siempre presentes los *yamas* y *niyamas* mencionados en las páginas 18-21.

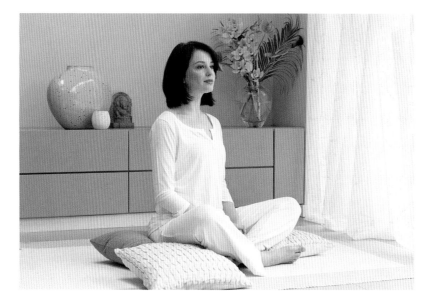

Preparar tu espacio

Realiza tus prácticas del Yoga de la Meditación en un lugar tranquilo, limpio y ordenado, donde nadie te vaya a molestar. Para una mayor comodidad, es mejor llevar ropa suelta, que no apriete, y quitarse cinturones, joyas, gafas y zapatos. Si quieres crear un ambiente adecuado para la meditación, enciende un palo de incienso o una vela en un lugar seguro. En cuanto al material, solo necesitas un par de cosas: una esterilla de yoga donde practicar tus *asanas* y un cojín firme sobre el que sentarte mientras meditas. Si te sientas siempre en el mismo sitio, crearás un aura de pureza y paz en ese lugar.

Preparar el cuerpo

El estómago debe estar al menos medio vacío para practicar el Yoga de la Meditación, así que deja pasar al menos dos horas después de una comida antes de comenzar. No lo practiques si te sientes cansado o enfermo, tienes molestias o estás disgustado, ya que la mente no te permitirá concentrarte.

EL ARTE DE SENTARSE PARA LA MEDITACIÓN

Para una práctica efectiva del Yoga de la Meditación, tienes que estar sentado en una postura cómoda y firme: una posición en la que se mantenga la curvatura natural de la columna. La cabeza, el cuello y la columna deben permanecer en vertical y alineados para permitir que la energía fluya libremente hasta los *chakras* superiores. Tienes que sentarte de forma que puedas permanecer recto en esa postura durante bastante tiempo. Cuando esa posición pueda mantenerse sin esfuerzo, el cuerpo se relajará, la respiración se calmará y apaciguará, y la mente concentrada será capaz de entrar en un estado de profunda serenidad.

Las siguientes páginas contienen varias posiciones sentadas entre las que elegir, dependiendo no solo de tu flexibilidad global y niveles de comodidad, sino también de lo más adecuado para cada día. La única forma de descubrir cuál es la mejor para ti es probarlas todas, pero con cuidado, no fuerces posiciones y cambia de postura si en algún momento sientes dolor.

❀

Sentarse en una silla

Si en el suelo te resulta imposible sentarte con comodidad, la mejor opción es sentarse en una silla recta sin reposabrazos. Siéntate hacia delante para evitar reclinarte sobre el respaldo. Mantén la columna erguida y coloca los pies separados a la anchura de las caderas. Si no llegan al suelo, apóyalos sobre mantas dobladas. La parte inferior de las piernas debe quedar perpendicular al suelo y las caderas un poco más arriba que las rodillas.

Postura fácil: *sukhasana*

❦

Tal como su nombre indica, esta es la postura de meditación «más fácil» o sencilla, ya que solo hay que sentarse en el suelo cruzando las piernas. Aun así, no todo el mundo puede hacerla. Debes probarla.

1 Siéntate en el suelo, en el borde de un cojín firme o una manta doblada. Dobla las dos piernas hacia dentro y cruza una pierna sobre otra, dejando que tus rodillas descansen a los lados. Si tienes experiencia, puede que no necesites el cojín.

2 Asegúrate de que el cojín o la manta tienen una altura adecuada para que la postura sea cómoda. Lo ideal es que las rodillas estén un poco más bajas que la cadera, o por lo menos al mismo nivel. Esto permite que los muslos se relajen hacia abajo, se reduzca la tensión en las caderas y se libere la columna para que pueda estirarse.

3 Siéntate erguido con el peso del cuerpo en el extremo delantero del isquión. Alinea el tronco directamente sobre la base de la columna. Estira la columna, abre el pecho y echa los hombros hacia atrás.

4 Coloca las manos, con las palmas hacia arriba, en *chin mudra* (ver página 58) sobre las rodillas o muslos, según prefieras.

Postura del diamante: *vajrasana*

❁

Esta postura de meditación sobre las rodillas es una pequeña variación de la postura sentada y la utilizan normalmente los musulmanes y los budistas zen para las oraciones y la meditación. Arrodillarse en la postura *vajrasana* calma y armoniza el cuerpo y la mente, activa el *prana* en el *nadi sushumna* y redirige la energía sexual al cerebro con fines espirituales.

1 Arrodíllate sobre una esterilla de yoga o cojín con las rodillas juntas y apoya los glúteos sobre los talones.

2 Junta los pies y separa los talones, para que los glúteos se sienten sobre la cara interna de los pies y los talones toquen los laterales de las caderas.

3 Mantén el tronco recto, con la cabeza, el cuello y la columna erguidos y relajados.

4 Coloca las manos, con las palmas hacia arriba, en *chin mudra* (ver página 58) sobre las rodillas o muslos.

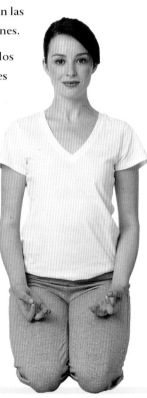

PRECAUCIÓN: Ten mucho cuidado con esta postura si tienes cualquier problema de rodillas y, si te duelen los muslos, separa un poco las rodillas.

Postura perfecta: *siddhasana*

❀

El término sánscrito *siddha* significa «perfeccionado» o «logrado». De tal forma, no sorprende demasiado que la *siddhasana* se considere una postura de meditación ideal entre los yoguis. Esto se debe a que serena la mente, tiene un efecto equilibrador en los *nadis* y activa la energía espiritual de los *chakras* gracias a la presión ejercida por la posición de los pies.

1 Siéntate en el suelo en el borde de un cojín firme o una manta doblada. Si tienes experiencia, puede que no los necesites. Dobla la pierna izquierda y coloca la planta del pie plana sobre el interior del muslo derecho con el talón presionando la ingle, para que, básicamente, estés sentado sobre el talón izquierdo.

2 A continuación, dobla la pierna derecha y coloca el pie derecho directamente frente al pie izquierdo para que los huesos del tobillo se toquen. El talón izquierdo puede presionar el hueso púbico, directamente sobre los genitales.

3 Como alternativa, empuja el extremo exterior del pie izquierdo y los dedos de ese pie entre los músculos de la pantorrilla y del muslo de la pierna derecha. Coge los dedos del pie derecho y colócalos entre la pantorrilla y el muslo de la pierna izquierda.

4 Coloca las manos, con las palmas hacia arriba, sobre las rodillas en *chin mudra* (ver página 58).

Postura del loto: *padmasana*

❀

Padmasana, que significa «asiento de loto», es la postura sentada clásica del Yoga de la Meditación, en la que los pies se colocan en los muslos opuestos. Como las piernas se entrelazan, su flujo sanguíneo se reduce, lo que provoca un aumento del flujo sanguíneo al cerebro, que purifica el sistema nervioso. Esta postura tiene un efecto equilibrador en todos los *chakras* y aporta una sensación incomparable de calma a la mente.

1 Siéntate en el suelo con las piernas extendidas hacia delante. A continuación, poco a poco y con cuidado dobla la pierna derecha, sujetando el pie derecho con las manos.

2 Gira el pie para que la planta mire hacia ti y coloca el empeine sobre el muslo izquierdo mientras bajas la rodilla derecha hasta el suelo. El talón derecho debe estar cerca del hueso púbico.

3 A continuación, dobla la pierna izquierda y, sujetando el pie izquierdo con las manos, coloca el empeine sobre el muslo derecho. Busca un punto donde estés cómodo.

4 Coloca las manos, con las palmas hacia arriba, sobre las rodillas en *chin mudra* (ver página 58).

Postura del loto adaptada con apoyo

❁

Esta versión adaptada de la postura del loto es una buena alternativa para cualquiera que encuentre incómodas las posturas sentadas, independientemente del motivo (por ejemplo, rodillas agarrotadas o espalda dolorida), pero no quiera sentarse en una silla. Necesitas cinco o seis mantas para intentar ejecutarla.

1 Siéntate sobre cuatro o cinco mantas dobladas, con la espalda recta contra la pared si los músculos de la espalda no se sostienen solos.

2 Dobla las piernas y cruza una pierna sobre otra para que las espinillas se toquen y cada pie descanse en el suelo bajo la rodilla contraria.

3 Ajusta la altura de las rodillas hasta que las rótulas apunten hacia fuera.

4 Coloca una manta larga y enrollada alrededor de las espinillas y sobre los pies y átala con firmeza para que te sujete los pies.

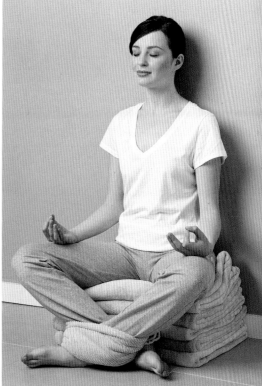

5 Inclina la pelvis hacia delante y siéntate erguido. Echa los hombros hacia atrás e inclina la cabeza suavemente contra la pared.

6 Con la cabeza, cuello y columna alineados, mantén el pecho elevado y relaja los músculos del abdomen y el diafragma para respirar lenta y rítmicamente.

7 Coloca las manos, con las palmas hacia arriba, sobre los muslos en *chin mudra* (ver página 58).

LAS *MUDRAS*

Una herramienta útil con la que hay que familiarizarse son los gestos yóguicos llamados *mudras;* un término sánscrito que significa «gesto» o «actitud». Las *mudras* pueden realizarse con las manos, cabeza o cuerpo, con el objetivo de despertar el *prana* y conseguir una consciencia y concentración más profundas. Aquí veremos las *mudras* de las manos. Pero más adelante, mostraremos otras *mudras* que constituyen técnicas específicas para prácticas concretas. Explicaremos cada una de ellas en su propia sección.

Las manos son un mapa energético de la consciencia. Cada dedo contiene múltiples terminales nerviosos y representa una determinada cualidad. Cuando los dedos y parte de la palma se conectan en una *mudra* concreta, es como darle a un interruptor que activa el *prana* a lo largo de los *nadis* de las manos hasta el cuerpo y, a través de los *chakras,* al cerebro. Este bucle de energía entre el cerebro y la *mudra* de la mano significa que la energía pránica no puede escapar del cuerpo y por tanto se intensifica, fortaleciendo la conexión mente-cuerpo. Las cuatro *mudras* que presentamos son las posiciones clave de las manos del Yoga de la Meditación y pueden usarse indistintamente según el efecto que se quiera conseguir.

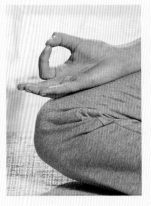

Chin mudra: gesto de consciencia

Coloca las manos, con las palmas hacia arriba, sobre las rodillas o muslos y junta ligeramente las puntas de los pulgares y los índices. Extiende los demás dedos. La palabra *chin* proviene del término sánscrito *chit* o *chitta,* que significa «consciencia». El circuito cerrado del índice y el pulgar simboliza la unión del alma individual con una consciencia suprema, lo que nos hace serenarnos y conectar.

Jnana mudra: gesto de sabiduría

Coloca las manos con las palmas hacia abajo sobre las rodillas o muslos y junta ligeramente las puntas de los pulgares y los índices. Relaja los demás dedos. *Jnana mudra* (que se pronuncia «gyana») aporta estabilidad, equilibra los cinco elementos vitales del cuerpo, inspira la creatividad, desarrolla el intelecto, agudiza la memoria y aumenta la concentración.

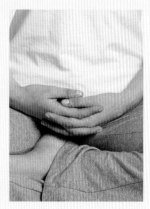

Bhairava mudra: gesto de felicidad

Coloca las manos, con las palmas hacia arriba, en el regazo. Pon la mano izquierda sobre la derecha, de modo que acunes el anverso de la mano izquierda con la palma derecha. Junta la punta de los pulgares. Las dos manos representan el *ida* (*nadi* izquierdo) y el *pingala* (*nadi* derecho), por eso su unión simboliza su fusión en el *sushumna* (*nadi* central), lo que tiene un efecto calmante.

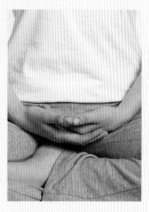

Mudra de las manos entrelazadas: gesto de unidad

Coloca las manos, con las palmas hacia arriba, en el regazo. Entrelaza los dedos para que descansen sobre la parte posterior de los dedos de la otra mano. Coloca un pulgar encima del otro. Es el símbolo de la mente y el cuerpo en unidad armónica; la mente simbolizada por el pulgar izquierdo y el cuerpo por el derecho. Usa esta *mudra* para profundizar en la calma meditativa.

LOS *BANDHAS*

Otra herramienta útil del Yoga de la Meditación son las contracciones energéticas conocidas como *bandhas*, que en sánscrito significa «cerrar» o «guardar».

Cuando se practica un *bandha* efectuando una contracción física en una parte específica del cuerpo, el flujo de energía se bloquea temporalmente para controlarlo. Cuando se libera el *bandha,* la energía fluye en esa zona con más fuerza y a mayor presión. Este redireccionamiento del flujo del *prana* tiene un efecto calmante en la mente, fortalece nuestro enfoque interno y también dirige nuestra consciencia hacia una consciencia superior. Por eso, usar los *bandhas* se asemeja a contener temporalmente un río para redireccionarlo de forma más útil.

Los tres *bandhas* más importantes que pueden usarse junto con ciertas *asanas* yóguicas y el *pranayama* son los siguientes:

Mula bandha: contracción raíz

Los términos sánscritos *mula* y *bandha* significan «raíz» y «candado», así que *mula bandha* hace referencia a la contracción energética cercana al *muladhara chakra,* que se encuentra en la base de la columna vertebral. Esta contracción, también denominada «contracción del perineo», consiste en contraer suavemente los músculos del suelo pélvico, que eleva y tonifica los órganos de la pelvis. Piensa en cómo apretarías para dejar de orinar a mitad de la micción y te harás una idea de la sensación que estás intentando conseguir. No hay ninguna señal externa cuando efectúas este *bandha,* por eso no mostramos ninguna imagen.

Uddiyana bandha: contracción abdominal

El término sánscrito *uddiyana* significa «volar hacia arriba», por lo que esta contracción, que se realiza contrayendo los músculos abdominales superiores, provoca que el diafragma «vuele hacia arriba» o se eleve hacia el pecho. Ayuda a dirigir el *prana* al *nadi sushumna* (el camino central de energía de la columna), para que fluya hacia arriba hasta el *sahasrara chakra,* con el fin de ayudarte en tu viaje hacia la autorrealización. Para ejecutar esta contracción, piensa en meter tu estómago hacia dentro y hacia arriba lo máximo posible.

PRECAUCIÓN: Practícala con el estómago vacío. Las embarazadas y las personas que sufren de hipertensión, problemas de corazón y úlceras de estómago no deben practicarla.

Jalandhara bandha: contracción de garganta

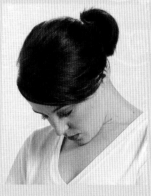

Esta contracción se consigue bajando y presionando la barbilla contra el esternón, mientras el pecho se eleva hacia la barbilla al inspirar. Los términos en sánscrito *jalan* y *dhara* significan «red» y «flujo», así que esta contracción sella la «red» de *nadis* del cuello, evitando que el *prana* «fluya» entre los *chakras,* y en su lugar lo redirige al *nadi sushumna.* Esto favorece una mayor sensación de calma.

PRECAUCIÓN: Las personas con hipertensión, problemas de corazón, estrés mental y migrañas solo deben practicar esta llave bajo la tutela de un profesor de yoga con experiencia.

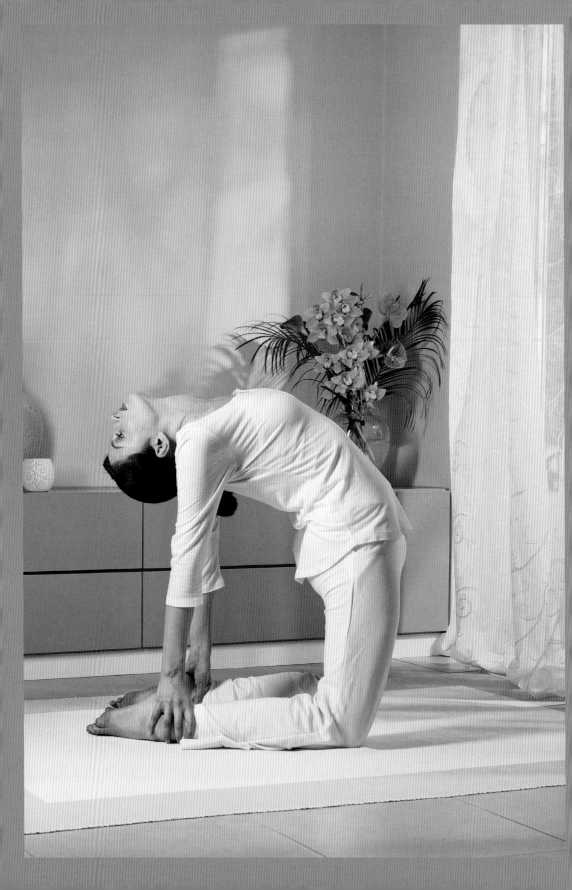

CAPÍTULO 4

PRÁCTICA DE *ASANAS*

POSTURAS PARA REVITALIZAR LA ENERGÍA CORPORAL

Practicar las posturas yóguicas (*asanas*) de este capítulo de forma regular no solo favorecerá tu salud física. Las secuencias se han diseñado para que además despierten la energía sutil de tu cuerpo, de modo que pueda dirigirse de forma consciente de la columna a los centros cerebrales superiores en las prácticas de meditación que siguen y encuentres una sensación de paz y calma interiores.

Primero, realizaremos ejercicios de calentamiento. Luego, te guiaremos por la secuencia del Saludo al Sol (*surya namaskara*) que revigoriza y equilibra todos los sistemas corporales. Después, podrás elegir entre dos secuencias: la Secuencia matutina energizante y la Secuencia vespertina relajante. Por último, existe una Secuencia de apaciguamiento, que puede añadirse al final de cada práctica matutina o vespertina. Lo ideal es que este conjunto de rutinas se complete antes de realizar cualquiera de las demás prácticas del libro. No obstante, si no tienes tiempo para hacer esto, simplemente elige la secuencia más adecuada, ya sea el Saludo al Sol para revitalizarte, la Secuencia matutina para prepararte para el día, la Secuencia vespertina para bajar las revoluciones o la Secuencia de apaciguamiento para desconectar de verdad y relajarte.

CALENTAMIENTO

Antes de comenzar de verdad con la rutina que elijas, es importante practicar al menos algunos de los ejercicios de calentamiento que siguen para calentar la columna, soltar los músculos y preparar la mente. Asegúrate de realizar cada movimiento lentamente, con concentración, coordinando la respiración (tanto la inspiración como la espiración por la nariz) con los movimientos. Cada ejercicio incluye instrucciones sobre cuándo se debe inspirar y espirar.

✿

Beneficios del calentamiento

Es bueno comenzar con el hábito de calentar antes de comenzar con la rutina del Yoga de la Meditación propiamente dicha, ya que realizar los ejercicios de las siguientes páginas te proporcionará estos beneficios:

- El estiramiento con el cuerpo erguido estira la columna y relaja todo el cuerpo.

- Cruzar los brazos sobre la cabeza relaja los hombros, estira los músculos del pecho y estimula la respiración profunda.

- Doblar el tronco hacia los lados estira y fortalece los músculos laterales del abdomen y la espalda.

- El giro del tronco fomenta la flexibilidad de la columna y relaja los músculos superiores e inferiores de la espalda.

- La posición de la silla fortalece los músculos de las piernas y estira los brazos.

- El balanceo del tronco revigoriza todo el cuerpo, hace que la respiración sea más profunda y fomenta la flexibilidad de la espalda y las caderas.

Preparar el cuerpo

❀

1 Estiramiento con el cuerpo erguido

De pie con las piernas juntas y los brazos a los lados. Inspira, ponte de puntillas y estira los brazos sobre la cabeza para estirar todo el cuerpo. Espira, baja lentamente los talones y vuelve a la posición inicial. Repite cinco veces en total.

2 Cruzar los brazos sobre la cabeza

a) De pie con las piernas un poco más separadas que la anchura de las caderas, los brazos relajados a los lados y la espalda recta. Inspira y eleva los brazos rectos a la altura de los hombros, con las palmas mirando hacia abajo.

b) Espira y cruza los brazos sobre la cabeza, con las palmas mirando hacia delante. Inspira, baja los brazos hacia los lados y vuelve a la posición inicial. Repite los pasos a y b diez veces en total.

3   Doblar el tronco hacia los lados

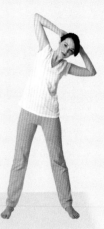

De pie con las piernas un poco más separadas que la anchura de las caderas, entrelaza los dedos detrás de la cabeza y empuja los codos un poco hacia atrás. Espira, dobla el tronco hacia la izquierda, asegúrandote de no inclinarte ni hacia delante ni hacia atrás. Inspira y vuelve al centro. Espira, dobla el tronco hacia la derecha, asegurándote de nuevo de no inclinarte ni hacia delante ni hacia atrás. Inspira y vuelve al centro. Repite tres veces a cada lado.

4   Giro del tronco

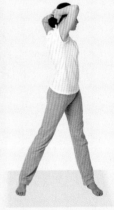

De pie con las piernas un poco más separadas que la anchura de las caderas, entrelaza los dedos detrás de la cabeza y empuja los codos un poco hacia atrás. Inspira profundamente y, mientras espiras, gira el tronco hacia la izquierda. Inspira y vuelve al centro. Espira y gira a la derecha; después, inspira y vuelve al centro. Repite tres veces.

5   Posición de la silla

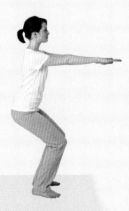

De pie con las piernas separadas a la anchura de las caderas, mantén los brazos estirados hacia delante a nivel de los hombros e inspira. Espira y baja el cuerpo lentamente doblando las rodillas en posición de sentadilla, como si fueses a sentarte en una silla. Mantén los pies planos en el suelo, con las rodillas en línea con los tobillos. Aguanta así durante cinco inspiraciones, vuelve a inspirar y regresa a la posición inicial. Repite cinco veces.

6 Balanceo del tronco

a) De pie con los pies bastante separados, inspira profundamente y eleva los dos brazos por encima de la cabeza. Permite que tus manos se relajen y caigan hacia delante.

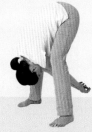

b) A continuación, espira profundamente por la boca, estira los brazos y el tronco tronco hacia delante y balancéalos entre las piernas todo lo que puedas mientras sea cómodo, prestando atención a no bloquear las rodillas. Inspira y vuelve suavemente a la posición inicial, con las manos sobre la cabeza. Repite este movimiento de balanceo diez veces en total.

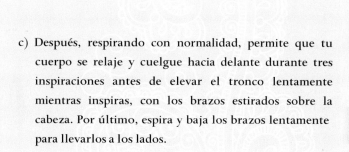

c) Después, respirando con normalidad, permite que tu cuerpo se relaje y cuelgue hacia delante durante tres inspiraciones antes de elevar el tronco lentamente mientras inspiras, con los brazos estirados sobre la cabeza. Por último, espira y baja los brazos lentamente para llevarlos a los lados.

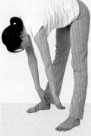

PRECAUCIÓN: No practiques este ejercicio si sufres hipertensión o tienes una hernia discal u otros problemas de espalda.

SECUENCIA DEL SALUDO AL SOL

La fluida secuencia de yoga conocida como Saludo al Sol (*surya namaskara* en sánscrito) consiste en una serie de posturas que puede realizarse en cualquier momento, como ejercicio completo por sí mismo o como parte de una rutina más amplia, tal como se ilustra en el libro, ya que:

- mejora en gran medida la flexibilidad de la columna y las extremidades,
- estira y fortalece los principales grupos de músculos corporales,
- estimula la circulación,
- ayuda a superar el cansancio,
- favorece el flujo sano del *prana* por todo el cuerpo,
- ayuda a coordinar el cuerpo, la mente y la respiración, centrando la atención en la mente para prepararla para la meditación.

La secuencia puede realizarse lentamente, para la meditación, o de forma más rápida para energizar el cuerpo de verdad. Lo importante es practicarla con consciencia y concentración, y tratar de sincronizar la respiración (inspirando y espirando por la nariz, o con una respiración *ujjayi*, ver páginas 98-9) con movimientos físicos. Si al principio te parece difícil, debes centrarte en las posiciones del cuerpo para empezar y, una vez te hayas familiarizado con ellas, comenzar a coordinar los movimientos con la respiración.

Para añadir otra dimensión, las personas más experimentadas pueden intentar concentrarse en el *chakra* que corresponde a cada posición. Estos se recogen en los pasos que siguen y se amplían en las páginas 34-41.

PRECAUCIÓN: Evita la secuencia de las páginas 69-71 si sufres de hipertensión, mareos, hernias discales u otros problemas de espalda.

1 Postura de la montaña: *Tadasana*

Comienza de pie con los pies juntos y los brazos relajados a los lados. Cierra los ojos y sé consciente del ritmo natural de tu respiración: inspira y espira por la nariz.
CONCENTRACIÓN: *muladhara chakra* (raíz).

2 Postura de la oración: *Pranamasana*

Espira y junta las palmas frente al pecho como si estuvieses rezando. Siente cómo este movimiento comienza a «centrar» tu energía.
CONCENTRACIÓN: *anahata chakra* (corazón).

3 Postura de la palmera: *Urdhva Hastasana*

Abre los ojos. Inspira, sube lentamente los brazos rectos por los lados y colócalos sobre la cabeza, para acabar presionando las palmas o que queden mirándose. Eleva el pecho y arquea la espalda ligeramente.
CONCENTRACIÓN: *vishuddhi chakra* (garganta).

4 Flexión hacia delante: *Uttanasana*

Espira y dóblate hacia delante tratando de colocar las manos al lado de cada pie en la misma dirección que este. Si te duelen las piernas al estirarte, dobla las rodillas ligeramente. Alarga la columna a medida que liberas la cabeza, los hombros y brazos hacia el suelo.
CONCENTRACIÓN: *svadhisthana chakra* (hueso sacro).

5 Postura ecuestre: *Ashwa Sanchalasana*

Inspira, dobla las rodillas y coloca la derecha en el suelo mientras estiras la otra pierna hacia atrás. Mantén al mismo tiempo el pie izquierdo entre las manos y la rodilla justo sobre el tobillo. Eleva la cabeza y mira hacia delante.
CONCENTRACIÓN: *ajna chakra* (tercer ojo).

6 Postura de la plancha: *Phalakasana*

Conteniendo la respiración, estira la pierna izquierda hacia atrás para que quede alineada con la derecha. Mantenlas rectas y haz que los brazos sostengan el tronco, mientras que los dedos de los pies y los pies sostienen la parte inferior del cuerpo. Estira desde la base de la columna hasta la parte superior de la cabeza, echando los talones hacia atrás.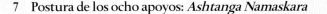

CONCENTRACIÓN: *manipura chakra* (plexo solar).

7 Postura de los ocho apoyos: *Ashtanga Namaskara*

Espira, dobla y baja las rodillas hasta el suelo, luego el pecho y la barbilla, dejando los hombros y los dedos de las manos alineados al bajar los brazos sin sacar los codos hacia los lados. Los glúteos deben permanecer arriba.

CONCENTRACIÓN: *manipura chakra* (plexo solar).

8 Postura de la cobra: *Bhujangasana*

Mantén los codos doblados cerca del cuerpo y los hombros relajados. Empuja el suelo con las manos para elevar la cabeza y el tronco, arqueando la columna hacia atrás, mientras mantienes las caderas, piernas y parte superior de los pies en el suelo. Dirige tu mirada al punto entre las cejas.

CONCENTRACIÓN: *svadhisthana chakra* (sacro).

9 Postura del perro boca abajo: *Adho-Mukha-Svanasana*

Espira, ponte de puntillas, eleva las caderas, estira los brazos y lleva el cuerpo hacia atrás. Deja que la cabeza se relaje entre los brazos y lleva los talones al suelo.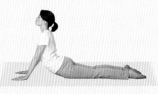

CONCENTRACIÓN: *vishuddhi chakra* (garganta).

10 Postura ecuestre: *Ashwa Sanchalasana*

Inspira, lanza el pie derecho hacia delante y colócalo entre las manos. Baja la rodilla izquierda hasta el suelo y estira la pierna izquierda hacia atrás, apoyando el empeine en el suelo. Mira hacia delante.

CONCENTRACIÓN: *ajna chakra* (tercer ojo).

11 Flexión hacia delante: *Uttanasana*

Espira, lanza la pierna izquierda hacia delante para juntarla con la derecha y dobla el cuerpo hacia delante desde las caderas, llevando la frente hacia las espinillas. Dobla las piernas ligeramente, si lo necesitas, para estar cómodo.

CONCENTRACIÓN: *svadhisthana chakra* (hueso sacro).

12 Postura de la palmera: *Urdhva Hastasana*

Inspira y sube el tronco lentamente, primero con los brazos estirados frente a ti y luego sobre la cabeza, con las palmas presionadas o mirándose. Arquea la espalda.

CONCENTRACIÓN: *vishuddhi chakra* (garganta).

13 Postura de la montaña: *Tadasana*

Espira, baja los brazos a los lados y mira hacia delante. Inspira lentamente una o dos veces para centrarte.

CONCENTRACIÓN: *anahata chakra* (corazón).

Repite toda la secuencia del otro lado: en el Paso 5, lleva la rodilla izquierda al suelo y, en el Paso 10, la rodilla derecha. Esto completa una «ronda» del Saludo al Sol. Es bueno comenzar con seis rondas y llegar a doce.

Secuencia matutina energizante

La secuencia de posturas yóguicas que sigue te hará estirar realmente la columna y las piernas, y hará que tu cuerpo despierte y se llene de vitalidad para todo el día. Practícala lenta y conscientemente, y trata de sintonizar con la energía que recorre tu columna, mientras te relajas en cada postura. Inspira y espira profundamente por la nariz, a menos que se especifique de otra forma.

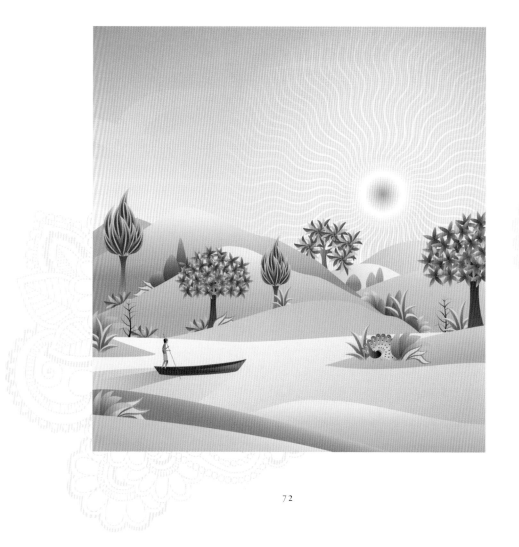

1   Postura de la montaña: *Tadasana*

De pie con los pies juntos y los brazos a los lados, relaja los ojos
y la cara, y mira hacia delante.

2   Flexión hacia delante: *Uttanasana*

Espira y dóblate sobre las caderas, llevando el tronco hacia las
piernas. Si no te llegan las manos a los pies (como en la imagen),
trata de sujetar el codo contrario con la mano y estíralo para
alargar el tronco. Inspira cinco veces. Después, inspirando,
sube el tronco lentamente.

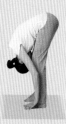

3   Postura del triángulo: *Trikonasana*

De pie con los pies separados un metro y en paralelo, extiende los brazos
hacia los lados a la altura del hombro. Gira el pie izquierdo 90 grados
hacia fuera y el pie derecho unos 15 grados hacia dentro. Espira,
dobla el cuerpo hacia la izquierda y trata de agarrarte el tobillo
o lo más abajo que puedas de la pierna. Estira el brazo derecho
hacia arriba y gira la palma para que mire hacia delante. Mantén la
cadera derecha hacia atrás y gira la cabeza para mirarte
la mano. Realiza cinco inspiraciones y sube el tronco
lentamente mientras inspiras. Gira los pies hacia
delante, y repite del otro lado, con el pie derecho
hacia fuera y el izquierdo hacia dentro.

4 Ángulo lateral extendido: *Parsvakonasana*

De pie con los pies separados un metro y en paralelo,
gira el pie izquierdo 90 grados hacia fuera y el pie
derecho un poco hacia dentro. Espira, dobla la pierna
izquierda hasta lograr un ángulo recto y baja
el cuerpo hacia la izquierda, colocando el
antebrazo izquierdo sobre el muslo izquierdo. Estira el brazo derecho
sobre la cabeza, con la palma hacia delante, gira la cabeza para mirarte el
brazo y siente cómo se estira el lado derecho de tu tronco. Inspira cinco
veces. Vuelve a inspirar y regresa al punto inicial. Gira los pies hacia
delante y repite del otro lado.

5 Postura del guerrero: *Virabhadrasana*

De pie con los pies separados un metro y en paralelo, gira el
pie izquierdo 90 grados hacia fuera y el pie derecho 45 grados
hacia dentro, y luego gira las caderas para que miren en la
misma dirección que los dedos del pie izquierdo. Espira, pon
los brazos sobre la sobre la cabeza, junta las palmas, estírate
hacia arriba y mírate las manos. Inspira cinco veces. Después,
vuelve a la posición inicial, inspirando. Gira los
pies hacia delante y repite del otro lado.

6 Flexión lateral hacia delante: *Parsvottanasana*

De pie con los pies separados poco menos de un metro, gira el pie
izquierdo hacia fuera 90 grados y el derecho hacia dentro 45 grados.
Después, gira las caderas para mirar en la misma dirección que los dedos
del pie izquierdo. Inspira y estira el cuerpo hacia
arriba; después, espira y dóblate sobre las caderas,
sobre la pierna izquierda hasta que tus manos toquen
el suelo (o lo más bajo posible). Inspira cinco veces.
Vuelve a inspirar y levanta el tronco lentamente. Gira
los pies hacia delante y repite del otro lado.

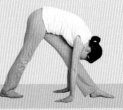

7 Postura del camello: *Ustrasana*

Arrodíllate en el suelo con las piernas separadas a la anchura de las caderas y el cuerpo recto desde las rodillas. Mete el coxis y el abdomen. Coloca las manos en las caderas, con los codos hacia atrás, para elevar el pecho. Inspira, estira la columna y lleva el brazo derecho hacia atrás dibujando un círculo hasta llegar al talón derecho. Repite con el brazo izquierdo de modo que tu columna termine arqueada hacia atrás, con el abdomen apretado y los muslos en vertical. Si no llegas a los talones (o es incómodo), coloca las manos sobre las caderas y arquea la espalda suavemente hacia atrás. Inspira cinco veces. Después, inspira, yérguete lentamente y siéntate sobre los talones.

8 Postura de la pinza: *Paschimottanasana*

Siéntate en el suelo con las piernas juntas, estiradas delante de ti y la columna recta. Presiona los muslos hacia abajo y estírate hacia los talones. Espira, dóblate sobre las caderas y cógete los pies, los tobillos o las espinillas, dependiendo de tu flexibilidad. Trata de hacer que el tronco y la cabeza descansen sobre tus piernas. Mantente así durante cinco inspiraciones. Después, inspira y yérguete.

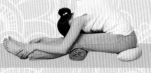

«*El secreto de la salud tanto para la mente como para el cuerpo es no llorar por el pasado y no preocuparte por el futuro ni anticipar problemas, sino vivir en el presente de forma sabia y seria.*»

Paramhansa Yogananda

Secuencia vespertina relajante

La secuencia de posturas yóguicas que sigue te ayudará a desconectar de tus actividades diarias liberando las tensiones de tu cuerpo, despertando la energía de la columna y aumentando la circulación de la sangre al cerebro para revitalizarte y relajarte de cara a la meditación. Inspira y espira profunda y suavemente por la nariz, a menos que se especifique de otra forma.

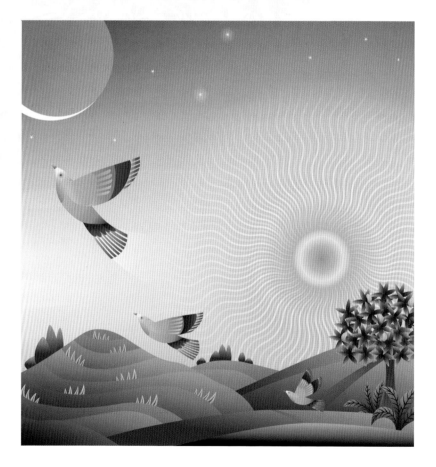

1   Postura del diamante superior: *Urdhva Vajrasana*

a) Arrodíllate en el suelo, con los glúteos sobre los talones, las manos sobre los muslos y el cuerpo erguido pero relajado.

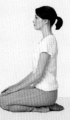

b) Inspira, levanta los brazos sobre la cabeza, estira la columna hacia atrás y expande el pecho para abrir el corazón y los pulmones. Mírate las manos, mantente así durante cinco inspiraciones y, después, descansa.

2   Postura de la liebre: *Shashankasana*

Espira, dobla el cuerpo y lleva los brazos hacia delante. Deja que tu frente descanse sobre el suelo. Mantén los glúteos sobre los talones. Realiza cinco inspiraciones y descansa.

3   Postura de la cobra: *Bhujangasana*

Túmbate boca abajo, con los empeines en el suelo. Inspira, presiona el suelo con las caderas y levanta el tronco, sujetándote con las manos debajo de los hombros y los codos metidos hacia dentro. Arquea la espalda ligeramente y mira hacia arriba, echando los hombros hacia abajo y hacia atrás. Realiza cinco inspiraciones y descansa.

4   Postura del perro boca abajo: *Adho-Mukha-Svanasana*

Espira, ponte de puntillas, estira piernas y brazos y eleva las caderas. Presiona el suelo con los talones y eleva los glúteos. Deja que la cabeza descanse entre tus brazos y dirige tu mirada hacia las rodillas. Realiza cinco inspiraciones y descansa.

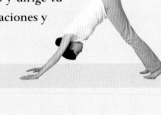

5   Postura del gato: *Majariasana*

a) Ponte a gatas, con las rodillas en ángulo recto con las caderas y las manos con los hombros. La espalda debe estar recta.

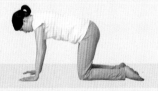

b) Inspira profundamente, arquea las lumbares hacia abajo y tira de la cabeza, el cuello y el pecho hacia arriba. Empuja con las manos para elevar la parte superior de la columna y mira hacia delante.

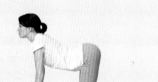

c) Espira, mete el coxis y el abdomen, baja la cabeza para mirarte el ombligo y arquea toda la columna.

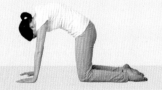

d) Arquea hacia abajo (paso b) y hacia arriba (paso c) cinco veces en total.

6 Postura del niño: *Balasana*

Inspira mientras te sientas sobre los talones. Espira mientras doblas el tronco hasta dejar la frente en el suelo. Deja que los brazos descansen a los lados con las palmas hacia arriba. Presta atención a tu interior y concéntrate en la respiración. Descansa durante diez inspiraciones y, luego, vuelve a sentarte en la postura del diamante (ver página 54).

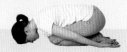

7 Postura del cadáver: *Shavasana*

Si estás terminando los ejercicios, túmbate boca arriba con la cabeza, el cuello y la columna en línea recta, con los pies a una distancia cómoda y los brazos un poco alejados de los laterales del cuerpo, con las palmas hacia arriba. Deja que los pies caigan sueltos hacia los lados y permanece totalmente relajado. Cierra los ojos y relaja todo el cuerpo. Concéntrate en el ritmo natural de la respiración. Permanece en esta postura todo el tiempo que consideres necesario. Si, no obstante, tienes tiempo para realizar la Secuencia de apaciguamiento, puedes saltarte esta postura, ya que la harás al final de esa secuencia.

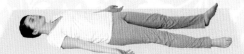

SECUENCIA DE APACIGUAMIENTO

La siguiente secuencia relajante, que comprende principalmente posturas invertidas (donde la cabeza está por debajo del corazón), beneficiará al cuerpo y masajeará y nutrirá los órganos internos aumentando su suministro sanguíneo. También mejorará tu relajación física y mental y te preparará para la meditación. Respira profunda y suavemente por la nariz, a menos que se especifique de otra forma.

❊

Beneficios de las posturas invertidas

Aunque las posturas invertidas de yoga a menudo se consideran difíciles, los beneficios que genera dominarlas son múltiples. Invertir la acción de la gravedad en el cuerpo tiene numerosos resultados positivos para la salud.

Tal como se ha comentado, revigoriza todo el cuerpo y proporciona apoyo para los órganos internos. No obstante, estas posturas también hacen que la respiración sea más profunda, relajan el sistema nervioso y fomentan la flexibilidad de la espalda y las caderas. La postura de la vela puede ayudar en caso de dolor de cabeza, ya que los músculos del cuello y los hombros se liberan y reciben un mayor flujo sanguíneo.

PRECAUCIÓN: No practiques posturas invertidas (pasos del 2 al 5: de la vela al puente) durante la menstruación, el embarazo o si sufres de hipertensión, una lesión en el cuello o problemas oculares como un desprendimiento de retina o un glaucoma. Se puede practicar la postura del pez durante la menstruación, pero no es recomendable durante el embarazo.

1 Tumbado boca arriba, con las piernas juntas

Túmbate de espaldas con las piernas juntas, los brazos a los lados y las palmas en el suelo. Mete la barbilla. Respira rítmicamente desde el abdomen.

2 Postura de la vela: *Sarvangasana*

Inspira, eleva las piernas 90 grados y mantenlas rectas. Haz presión en el suelo con las manos para levantar las caderas y las piernas, y coloca las manos bajo las lumbares para apoyarte, con los dedos mirando hacia dentro y los pulgares alrededor de las caderas. Continúa levantando las piernas y las caderas más alto, acercando las manos a los omoplatos para equilibrarte. Intenta que el cuerpo esté lo más vertical posible. Con los hombros metidos, acerca la barbilla al pecho y relaja los pies. Mantén la postura durante tres minutos, respirando de forma rítmica desde el abdomen. Si esto es demasiado difícil, puedes realizar una media vela (*ardha sarvangasana*): solo tienes que extender las piernas sobre tu cabeza en un ángulo cómodo, sujetar las caderas con las manos y apoyar el peso del cuerpo sobre la parte superior de la espalda, no sobre el cuello.

3 Postura del arado: *Halasana*

Espira y pasa lentamente las piernas hacia atrás por encima de la cabeza, procurando que los dedos de los pies descansen en el suelo, pero manteniendo las caderas elevadas y haciendo presión en el suelo con los brazos detrás de la espalda, con las palmas hacia abajo. Mantente así durante tres minutos y respira de forma rítmica desde el abdomen. Si es demasiado difícil, coloca dos mantas dobladas bajo los hombros, dobla las piernas hacia atrás y coloca los pies en un soporte, como un taburete de una altura adecuada.

4 Postura de rodillas a orejas: *Karnapidasana*

Espira, baja las rodillas para ponerlas al lado de las orejas y coloca los brazos detrás de las rodillas y las manos sobre las orejas. Mantente así durante un minuto, respirando lentamente. Para salir de la postura, extiende los brazos sobre el suelo detrás de la espalda, presiona el suelo con las palmas y baja la columna, vértebra a vértebra. Después, baja lentamente las piernas hasta que descanses sobre la espalda, con las piernas juntas y los brazos a los lados, con las palmas en el suelo. Si te resulta demasiado difícil, solo tienes que saltar del arado (paso 3) al puente (paso 5).

5 Postura del puente: *Setubandhasana*

a) Tumbado boca arriba, con los brazos a los lados, dobla las rodillas hacia arriba y coloca los pies planos en el suelo, separados unos 50 cm y en paralelo. No dejes que las rodillas caigan hacia dentro.

b) Espira, coloca las manos en las lumbares, con los dedos hacia dentro y los pulgares en los laterales, y mantén los codos en el suelo. Empuja las caderas y muslos hacia arriba, arquea la columna y no dejes que las rodillas se adelanten más que los dedos de los pies. Presiona el suelo con los dos pies por igual. Inspira cinco veces. Luego, respirando lentamente, espira y descansa.

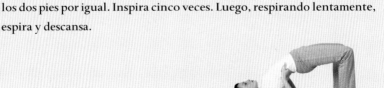

6 Postura del pez: *Matsyasana*

Tumbado boca arriba con las piernas juntas, los brazos a los lados y las palmas en el suelo, desliza los brazos bajo el cuerpo para que las manos, con las palmas hacia abajo, queden bajo los glúteos. Inspira y eleva el pecho sobre los codos lo máximo posible. Echa la cabeza hacia atrás suavemente hasta tocar el suelo. Mantén la postura la mitad de tiempo que has mantenido la vela (postura opuesta). Para salir de la postura, mantén el peso sobre los codos, inspira, eleva la cabeza y baja la columna hacia el suelo de forma gradual.

7 Postura del cadáver: *Shavasana*

Túmbate boca arriba con la cabeza, cuello y columna en línea recta. Separa los pies unos 60 cm y deja que caigan hacia los lados. Los brazos deben estar a 45 grados del cuerpo, con las palmas mirando hacia arriba. Inspira y, luego, tensa todos los músculos del cuerpo y contén la respiración durante unos segundos, antes de espirar y liberar toda la tensión. Cierra los ojos y centra tu atención en la respiración: a medida que inspiras, el abdomen se eleva y, cuando espiras, el abdomen cae. Relájate lo máximo posible y siente cómo la energía recorre tu cuerpo. Ya habrás logrado un estado mucho más adecuado para la meditación.

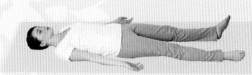

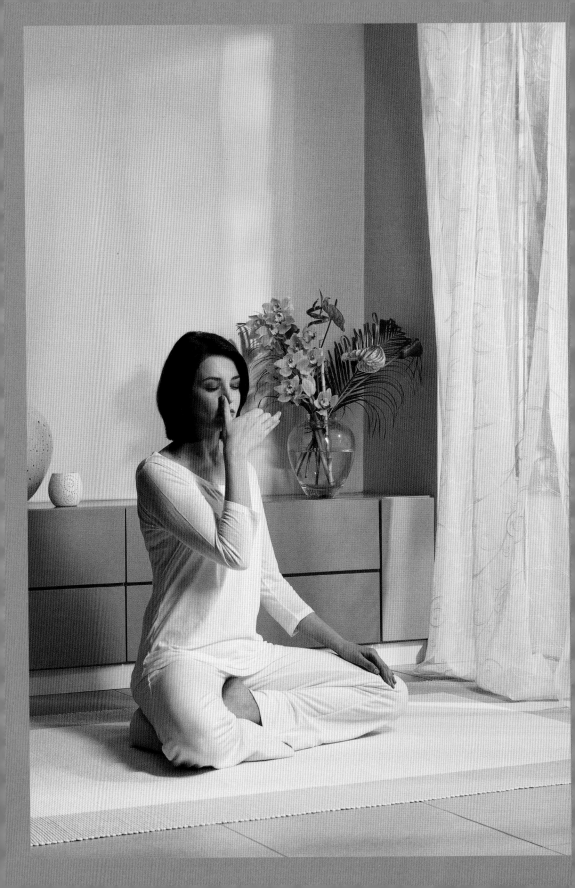

CAPÍTULO 5

PRÁCTICAS DE PURIFICACIÓN

TÉCNICAS PARA LIMPIAR LA MENTE Y EL CUERPO

Son necesarios una mente y un cuerpo sanos para soportar los altos niveles de energía requeridos en el Yoga de la Meditación. Por tanto, es importante acabar con cualquier impureza, ya sea física (*malas*) o mental (*vikshepas*), como las dudas, la falta de atención, la holgazanería y la búsqueda del placer, antes de empezar la meditación.

Cuando las prácticas de purificación de este capítulo, *nadi shodhana* (respiración alternando el orificio nasal), *agnisara kriya* (activación del fuego digestivo), *kapalabhati* (respiración que hace brillar el cráneo) y *ashvini mudra* (gesto del caballo), se realizan con regularidad, preferiblemente a diario, purifican los canales de energía del cuerpo, favorecen la digestión, queman toxinas, masajean los órganos internos, despiertan las energías vitales del cuerpo y limpian y calman la mente con el objetivo de prepararla para la meditación.

Ten como objetivo realizar las cuatro purificaciones como parte de tu práctica regular de yoga (preferiblemente durante la mañana), después de tus posturas yóguicas y antes del *pranayama* y la meditación. Hacer esto de forma regular durante al menos de tres a seis meses te permitirá experimentar los beneficios del aumento de energía y la claridad de la mente.

NADI SHODHANA: RESPIRACIÓN ALTERNANDO EL ORIFICIO NASAL

Este importante ejercicio, también conocido comúnmente como *anuloma viloma,* purifica todos los canales energéticos del cuerpo físico y el astral, para que el *prana* fluya suavemente; *nadi* en sánscrito significa «flujo» y *shodhana,* «purificación». El ejercicio además equilibra la respiración entre el orificio derecho e izquierdo y la actividad entre los hemisferios cerebrales derecho e izquierdo, lo que tiene un efecto relajante en el sistema nervioso. Cuando el flujo de aire es igual en los dos orificios, el flujo de energía en los *nadis ida* y *pingala* también se equilibra, lo que permite al *prana* fluir por el *nadi sushumna* central, lo que centra la mente en el objetivo de la meditación.

La práctica regular aumentará tu capacidad de concentración y meditación. Es mejor comenzar usando una proporción de 4:8:8; inspira durante cuatro segundos, contén la respiración ocho segundos y espira otros ocho segundos.

❊

Vishnu mudra

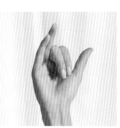

Esta *mudra,* que consiste en doblar los dedos índice y corazón hacia la palma y mantener los dedos pulgar, anular y meñique extendidos, se utiliza en el *nadi shodhana* para contener el *prana* dentro del cuerpo. Normalmente se utiliza la mano derecha para realizar esta *mudra.*

Practicar el *nadi shodhana*

❀

1 Siéntate en una postura de meditación cómoda (ver páginas 52-7), cierra los ojos y relaja todo el cuerpo.

2 Relaja la mano izquierda sobre la rodilla izquierda, con la palma hacia arriba.

3 Levanta la mano derecha y colócala en la *vishnu mudra* (abajo izquierda).

4 Espira y cierra el orificio derecho con el pulgar.

5 Inspira lentamente por el orificio izquierdo durante cuatro segundos.

6 Cierra el orificio izquierdo con los dedos anular y meñique para que los dos orificios estén cerrados y contén la respiración durante ocho segundos.

7 Suelta el pulgar y espira por el orificio derecho durante ocho segundos.

8 Con el orificio izquierdo cerrado, inspira por el derecho cuatro segundos.

9 Cierra los dos orificios y contén la respiración ocho segundos.

10 Suelta el orificio izquierdo y espira por él durante ocho segundos. Esto completa una ronda; repite desde el Paso 5 para comenzar la siguiente ronda. Realiza de cinco a diez rondas a diario. Durante un periodo de tiempo, trata de aumentar a 25 rondas de forma gradual. Una vez hayas llegado a 25 rondas con la proporción 4:8:8, vuelve a de cinco a diez rondas, pero esta vez trata de realizar una proporción de 5:10:10.

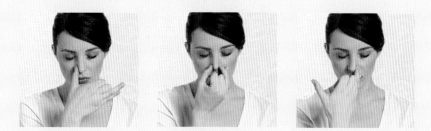

Agnisara kriya: activación del fuego digestivo

Agni en sánscrito significa «fuego», *sara,* «esencia» y *kriya,* «acción». Esta práctica de purificación es por tanto una forma de estimular la «esencia del fuego», que en términos yóguicos se cree que está ubicada en el ombligo, lo que crea un calor interno que reaviva el fuego digestivo. También es un ejercicio efectivo para tonificar los músculos abdominales. Desde el plano espiritual, activa el *manipura chakra* en el ombligo, lo que libera las energías negativas y nos imbuye vitalidad.

Realiza los ejercicios de las páginas 89-90 solo con el estómago vacío, tras haber evacuado los intestinos. Si eres nuevo en la práctica, es mejor hacer primero solo el paso 1, y después progresar hasta el paso 2 y 3, a medida que tus músculos abdominales se fortalecen. De todas formas, es mejor aprender los pasos 2 y 3 bajo la tutela de un profesor de yoga con experiencia.

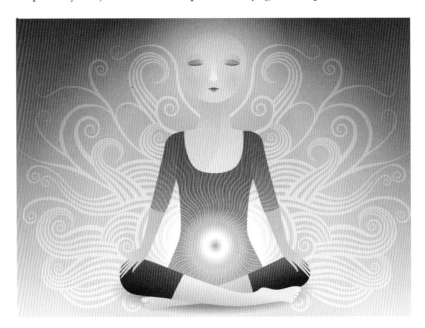

Practicar el *agnisara kriya*

❦

Paso 1: presión abdominal

1 De pie, con los pies separados un poco más que la anchura de las caderas, dobla las rodillas e inclínate hacia delante, presionando con las manos los muslos por encima de las rodillas, con los brazos rectos.

2 Inspira profundamente y, luego, relaja el abdomen. Espira y contrae con firmeza los músculos abdominales, llevando el ombligo hacia la columna. Mantén la contracción abdominal sin inspirar durante unos segundos. Inspira, relájate y permite que el abdomen vuelva a su posición normal. Repite de cinco a diez veces.

Paso 2: bombeo abdominal

1 Sigue inclinado hacia delante, presionando con las manos los muslos por encima de las rodillas, con los brazos rectos.

2 Inspira profundamente y, después, espira profunda y lentamente. Contrae los músculos abdominales inferiores justo por encima del hueso púbico, llevándolos hacia dentro y hacia arriba con firmeza. Esto también crea una fuerte presión hacia arriba en la zona del perineo (entre los genitales y el ano). Continúa espirando mientras contraes la pared abdominal hacia la caja torácica. A medida que completes la espiración, inspira y, sin pausa, con un movimiento como de ola, libera lentamente la contracción desde el abdomen superior hasta el inferior.

3 En la siguiente espiración, contrae primero los músculos abdominales inferiores y luego los superiores. Después, conteniendo la respiración lo máximo posible, bombea los músculos abdominales dentro y fuera rápidamente. Al principio, ponte como meta 20 «bombeos». Después, inspira, relájate y yérguete. A medida que ganes experiencia, llega hasta 10 rondas de 20 bombeos, haciendo una pausa corta entre cada ronda.

Paso 3: ondas abdominales (*lauliki nauli*)

1 Vuelve a doblar las rodillas e inclínate hacia delante, presionando con las manos los muslos por encima de las rodillas, con los brazos rectos.

2 Espira profundamente y contrae los músculos abdominales, llevando el ombligo hacia la columna. Es el *uddiyana bandha* (ver página 61).

3 Manteniendo esta contracción, presiónate las piernas con las manos y empuja ligeramente hacia abajo la parte abdominal entre el ombligo y el hueso púbico. Esto ayuda a contraer el músculo recto mayor del abdomen, dos largas filas verticales de músculo en el centro del abdomen, manteniendo los demás músculos del abdomen relajados. Ejercer la misma presión en las piernas te ayuda también a conseguir el aislamiento del músculo recto mayor del abdomen.

4 Una vez puedas lograr el aislamiento inicial de este músculo, trata de aislar solo el lado derecho (*dakshina nauli*) inclinando el cuerpo hacia delante, ladeando el torso ligeramente hacia la derecha y presionando un poco más con la mano derecha.

5 Después, trata de aislar la parte izquierda (*vama nauli*) inclinándote ligeramente hacia la izquierda mientras aumentas la presión en esa mano.

6 Por último, trata de mover cada uno de lado a lado, de modo que se muevan o «hagan ondas» rápidamente. Comienza haciendo 5 ondulaciones hacia la derecha y 5 hacia la izquierda.

PRECAUCIÓN: No practiques estos ejercicios durante la menstruación (el *agnisara kriya* estimula el flujo de energía pránica hacia arriba, que es lo contrario de lo que hace el flujo limpiador natural), embarazo o tras una operación abdominal, o si padeces una enfermedad estomacal, cardiovascular o hipertensión.

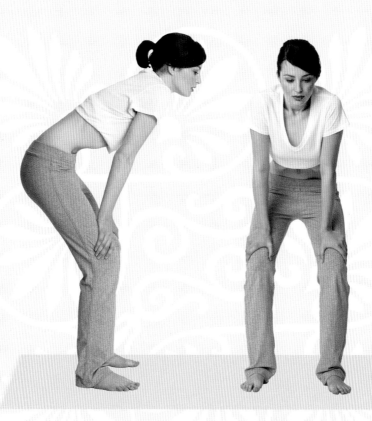

Esta imagen muestra el paso 2 del ejercicio agnisara kriya *(bombeo abdominal).*

El arte de la ondulación abdominal

❀

Te llevará tiempo y esfuerzo controlar la ondulación abdominal, ya que requiere un control voluntario de los músculos centrales del abdomen. Tendrás que aprender a aislar, contraer y rotar el músculo recto mayor del abdomen manteniendo una postura estática. Por tanto, es mejor aprender este ejercicio bajo la tutela de un profesor de yoga experto. No obstante, se incluye aquí porque, una vez aprendido, es un valioso ejercicio que contribuye a despertar la *kundalini* latente y ayudarla a ascender por el *sushumna* hasta el *chakra* de la coronilla.

KAPALABHATI: RESPIRACIÓN QUE HACE BRILLAR EL CRÁNEO

Kapala en sánscrito significa «cráneo» y *bhati,* «resplandor». La práctica del *kapalabhati,* que implica una serie de espiraciones rápidas y activas, y de inspiraciones pasivas y espontáneas, alumbra o purifica las cavidades del cráneo, revigorizando el cerebro con un efecto de masaje, rejuveneciendo el sistema nervioso y despertando los centros latentes responsables de la percepción sutil. Se expulsa más dióxido de carbono y otros gases residuales desde las células y los pulmones que con la respiración normal. Si te sientes mareado en cualquier momento, simplemente para, siéntate en silencio y respira con normalidad. Cuando te sientas listo para comenzar de nuevo, respira conscientemente y trata de no forzar la respiración.

1 Siéntate en una postura de meditación cómoda (ver páginas 52-7), con las palmas sobre las rodillas, cierra los ojos, relaja todo tu cuerpo y respira profundamente por la nariz.

2 Haz hincapié en las espiraciones contrayendo el abdomen, para sentir cómo se eleva el diafragma, y expulsando el aire de los pulmones con fuerza a través de los orificios de la nariz. Así, se creará un vacío para que la inspiración pasiva se produzca con normalidad. Esto es una ronda.

3 Continúa espirando e inspirando rápidamente por los dos orificios sin hacer pausas, haciendo que cada espiración sea corta, fuerte y potente, y cada inspiración ligera, relajada y espontánea. Trata de mantener los músculos de la cara relajados.

4 Comienza con tres rondas de 10 a 20 inspiraciones rápidas. Trata de añadir 10 inspiraciones por «ronda» a la semana, hasta llegar a 120.

PRECAUCIÓN: Aquellas personas que sufran de problemas cardíacos, hipertensión, epilepsia, náuseas o desmayos no deben practicar el *kapalabhati.*

ASHVINI MUDRA:
GESTO DEL CABALLO

El ejercicio tradicional de la *ashvini mudra*, que significa «gesto del caballo», recibe este nombre por una dilatación y contracción interna sutil de los músculos del esfínter anal que los caballos hacen varias veces tras evacuar los intestinos. Contraer repetidamente los músculos del esfínter anal de esta forma actúa como una contracción del perineo, que mantiene el *prana* y lo redirige hacia los *chakras* superiores, para preparar la mente para la meditación. El ejercicio también promueve la fuerza y vigor globales y es un buen ejercicio preparatorio para el *mula bandha*, la contracción raíz o anal (ver página 60). También tiene la ventaja física de que fortalece los músculos anales y ayuda en caso de estreñimiento, hemorroides y prolapso uterino o rectal.

1 Arrodíllate en la postura del diamante (ver página 54) con la cabeza, el cuello y la columna erguidos. Deja que las palmas descansen sobre los muslos.

2 Inspira profundamente, contén la respiración y contrae los glúteos, el diafragma pélvico y el esfínter anal durante unos segundos. Luego, suelta. La sensación es como si apretases para no tener que ir al baño. Repite la contracción y suelta rápidamente tantas veces como puedas contener la respiración sin tensar demasiado.

3 Repite el paso 2 otras dos veces para hacer tres rondas de contracciones en total. Intenta llegar a hacer 30 contracciones gradualmente en una ronda y, luego, 60, con cuidado de no tensar los músculos.

NOTA: Para que sea más fácil lograr esta sensación cuando lo haces por primera vez, túmbate boca arriba con las piernas y pies juntos. Será más fácil en una postura en la que las caderas estén lo más cerca posible.

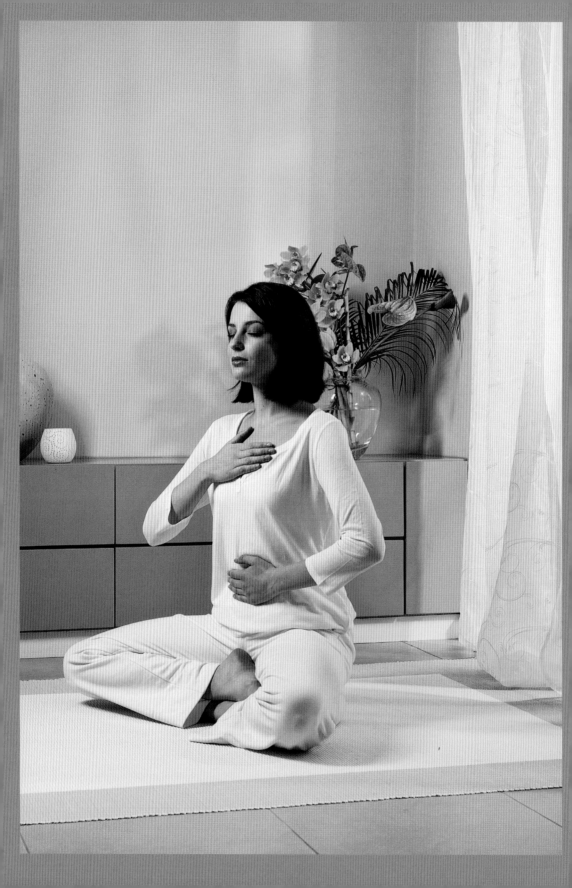

CAPÍTULO 6

PRÁCTICA DEL *PRANAYAMA*

REGULACIÓN DE LA ENERGÍA VITAL POR LA RESPIRACIÓN

Las técnicas de este capítulo sirven para sintonizar mejor con la energía vital de tu cuerpo a través del poderoso vehículo de la respiración, la señal más tangible de la actividad pránica interna.

Después de todo, el término sánscrito *pranayama* (uno de los ocho pasos del yoga) está compuesto de dos partes: el *prana*, que significa «la energía vital dentro de nosotros», y *ayama,* que significa «regularse o ampliarse». Por tanto, las prácticas del *pranayama* actúan como un medio para regular y armonizar el movimiento de la energía vital de tu cuerpo. Como se cree que cualquier movimiento del pensamiento surge del movimiento del *prana,* tener la capacidad de regular y estabilizar el *prana* te permitirá también serenar y centrar tu mente, y evitará que esta salte de un sitio a otro.

En la mayoría de casos de la respiración *pranayama*, al igual que en la respiración normal, lo usual es inspirar y espirar por la nariz, a menos que se especifique lo contrario.

Es mejor practicar el *pranayama* temprano, tras la purificación (ver páginas 84-93) y antes de la meditación (ver páginas 106-137), aunque muchos de los siguientes ejercicios pueden realizarse en cualquier momento para conseguir una mayor sensación de calma y paz.

RESPIRACIÓN YÓGUICA COMPLETA

La respiración yóguica completa es un ejercicio de *pranayama* básico que te ayudará a restaurar una respiración más profunda y equilibrada, con la que conseguirás una mayor relajación física y mental y te sentirás más centrado interiormente. También te ayudará a atenuar el cansancio, refrescando todo el cuerpo al mejorar la entrada de oxígeno. Como implica respirar de forma suave e ininterrumpida desde el abdomen, hasta la parte media y luego superior del pecho, también te enseña cómo maximizar la capacidad de tus pulmones para que puedas usar todo el sistema respiratorio. Esta respiración yóguica completa es especialmente útil en momentos de estrés para ayudar al sistema nervioso a relajarse y reponer los niveles de energía.

Practicar la respiración yóguica completa

❀

Paso 1: inspiración

1 Elige una postura sentada de meditación que te resulte cómoda (ver páginas 52-7). Cierra los ojos y relaja el cuerpo.

2 Abdomen: espira profundamente por la nariz, contrayendo el abdomen para expulsar todo el aire de los pulmones. Después, inspira lentamente por la nariz, manteniendo la parte inferior del abdomen contraída a medida que expandes la parte superior, encima del ombligo.

3 Parte media del pecho: al final de la expansión de la parte superior del abdomen, permite que la respiración entre en la parte media del pecho.

4 Parte superior del pecho: continúa llevando la respiración hasta los lóbulos superiores de los pulmones, para que eleve y expanda la parte superior del pecho, provocando que la clavícula y los hombros se eleven. Los pulmones deben llenarse de aire completamente.

Paso 2: retención de la respiración

1 Contén la respiración unos segundos, llevando la cabeza hacia el pecho en *jalandhara bandha* (contracción de garganta; ver página 61). Mantén el *jalandhara bandha* lo máximo posible sin crear tensión.

Paso 3: espiración

1 Sal del *jalandhara bandha* subiendo la cabeza.

2 Parte superior del pecho: comienza a espirar a través de la nariz, relajando la parte superior del pecho, para que la clavícula y los hombros bajen de forma natural hasta su posición normal.

3 Parte media del pecho: continúa espirando y siente cómo se relaja la parte media del pecho.

4 Abdomen: continúa espirando hasta que sientas cómo se libera tu abdomen para que las costillas inferiores comiencen a ablandarse hacia dentro. Puedes colocar una mano en tu abdomen y la otra en la parte superior del pecho para sentir cómo la respiración sale primero del pecho y luego del abdomen.

Con esto finaliza una respiración yóguica completa. Repite un total de cinco a diez respiraciones completas y, luego, vuelve a respirar con normalidad.

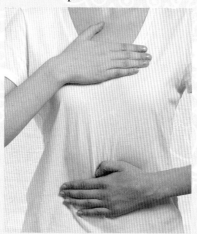

NOTA: La respiración yóguica completa puede practicarse en cualquier momento y también puede hacerse de pie o tumbado boca arriba.

Ujjayi pranayama:
RESPIRACIÓN VICTORIOSA

La respiración *ujjayi* tiene dos cualidades diferentes: el sonido sibilante y suave que produce y su cadencia regular y uniforme. En las fases de sueño profundo, este tipo de respiración se produce de forma natural. La técnica muestra que respirar de esta forma calma la mente y mejora la concentración para una meditación profunda. Puede practicarse como un ejercicio independiente cuando tengas que relajarte o como parte de una serie de ejercicios del Yoga de la Meditación.

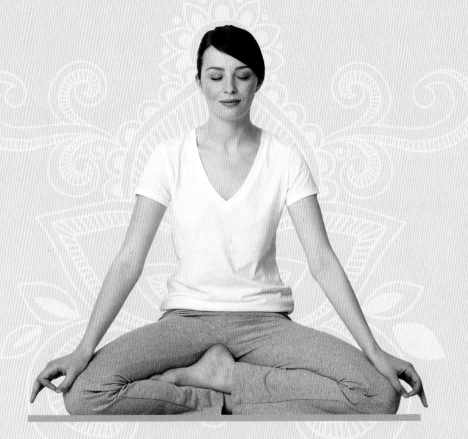

Practicar el *ujjayi*

❀

1 Siéntate en una postura de meditación cómoda (ver páginas 52-7). Cierra los ojos, relaja el cuerpo e inspira un par de veces. Inspira profundamente por la nariz y tensa todo el cuerpo; después, espira por la boca y libera toda la tensión. Coloca las manos, con las palmas hacia abajo, sobre las rodillas para hacer la *jnana mudra* (ver página 59).

2 Cierra la boca e inspira suave y simultáneamente por ambos orificios, con la glotis parcialmente cerrada, para que la respiración produzca un sonido «jaaa» en la garganta. Esto es parecido a la sensación que experimentas cuando bostezas (ver cuadro). Durante la inspiración, mantén los músculos abdominales ligeramente contraídos y expande los pulmones con aire, hasta que el pecho sobresalga como si fueses un guerrero victorioso.

3 Ahora, espira lentamente con una espiración suave, profunda y continua por los orificios de la nariz, escuchando el sutil y sibilante sonido «jaaa» que produce el aire que sale. Los músculos abdominales deben estar más contraídos que durante la inspiración. Haz que la espiración dure dos veces más que la inspiración. Esto sería una ronda en la respiración *ujjayi*.

4 Realiza cinco rondas y aumenta dos rondas cada semana hasta llegar a 20.

❀

Dominar el arte del *ujjayi*

Para comprender mejor la sensación de la respiración *ujjayi*, trata de espirar por la boca y susurrar un «jaaa» prolongado, sintiendo cómo la respiración crea una sensación relajante en la parte posterior de la tráquea. Ahora, cierra la boca mientras produces este sonido e inspira lentamente con la misma sensación en la garganta. Después, espira por la nariz realizando el mismo sonido interno «jaaa».

BHASTRIKA PRANAYAMA:
RESPIRACIÓN DEL FUELLE

Esta técnica de respiración estimulante, conocida como «respiración del fuelle» porque consiste en hacer bombear el diafragma como el fuelle que usa un herrero para avivar el fuego, tiene un efecto purificante y energizante en el cuerpo. No solo limpia los *nadis,* sino que ayuda a activar el *manipura chakra* y optimizar el flujo de la *kundalini* para prepararse para la meditación. Oxigena y purifica el flujo sanguíneo y devuelve el equilibrio a tu cuerpo. Además, optimiza el funcionamiento de las glándulas.

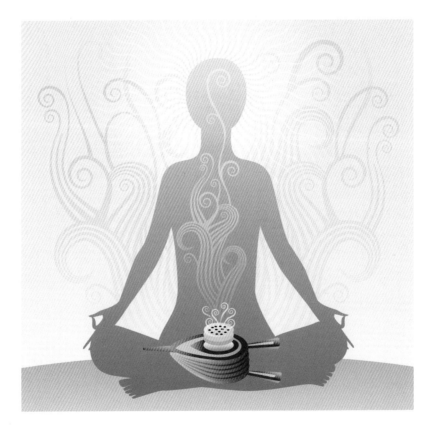

Practicar el *bhastrika pranayama*

❀

1 Siéntate en una postura de meditación cómoda (ver páginas 52-7). Cierra los ojos y relaja el cuerpo.

2 Coloca la mano derecha en *vishnu mudra* (ver página 86), doblando el dedo índice y el corazón hacia la palma y cerrando el orificio derecho con el pulgar derecho.

3 Inspira y espira con bastante fuerza diez veces por el orificio izquierdo, para realizar las espiraciones en una sucesión rápida. Esto provocará que el abdomen se mueva hacia dentro y hacia fuera en un movimiento de tirar y empujar.

4 Después, inspira y espira profunda y lentamente por el orificio izquierdo.

5 Ahora, ciérrate el orificio izquierdo con los dedos, suelta el pulgar del orificio derecho e inspira y espira diez veces rápidamente.

6 Luego, inspira y espira profunda y lentamente por el orificio derecho.

7 Sal de *vishnu mudra* y vuelve a colocar la mano sobre la rodilla.

8 Continúa con la respiración del fuelle inspirando y espirando rápidamente por los dos orificios 10 veces.

9 Cierra el orificio izquierdo con el índice y el meñique, inspira profundamente a través del orificio derecho y contén la respiración lo máximo posible sin crear tensiones, inclinando la barbilla hacia el pecho para practicar el *jalandhara bandha* (ver página 61) y también el *mula bandha* (ver página 60). Concéntrate en el *muladhara chakra* (ver página 38) situado en la base de la columna, donde reside la *kundalini*.

10 Sal del *jalandhara bandha* y después del *mula bandha* y espira lenta y suavemente por el orificio izquierdo. Sal de la *vishnu mudra*.

BHRAMARI PRANAYAMA:
RESPIRACIÓN DE LA ABEJA

Durante la fase de espiración de este ejercicio de respiración, se realiza un sonido parecido al zumbido de una abeja; el término sánscrito *bhramari* significa «abeja grande». Realizar este ejercicio de forma regular, con este sonido apaciguador, te ayudará a calmar los pensamientos y nervios, y fomentará la concentración, preparándote para una meditación profunda con el objetivo de ponerte en contacto con tu verdadero Yo y lograr así una profunda sensación de paz interior.

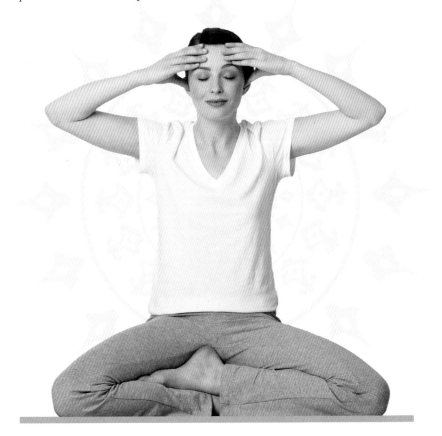

Practicar el *bhramari pranayama*

❀

1 Siéntate en una postura de meditación cómoda (ver páginas 52-7). Cierra los ojos, relaja el cuerpo y deja que tus manos descansen sobre las rodillas en *jnana mudra* o en *chin mudra* (ver páginas 58-9).

2 Inspira profundamente por la nariz, con la respiración *ujjayi* (ver páginas 98-9), creando un efecto de succión suave en la garganta y sintiendo una sensación de frío. Visualiza cómo sube esa fría corriente de energía desde la base hasta la parte superior de la columna.

3 Contén la respiración, ejecuta el *jalandhara bandha* (ver página 61), concéntrate en tu ojo espiritual, el punto medio entre las cejas, y tápate los oídos con los pulgares, dejando los dedos de las manos sobre la frente.

4 Tras unos cinco segundos, sal simultáneamente del *jalandhara bandha*, quita las manos de la frente (mientras mantienes los oídos tapados) y espira lentamente a través de la nariz, con la boca cerrada, pero con los dientes ligeramente separados. Mientras espiras, realiza un zumbido largo y profundo, como el de una abeja. Siente cómo vibra el sonido por el cerebro, mientras te concentras en el *sahasrara chakra* de la parte superior de la cabeza. Cuanto más larga sea la espiración del zumbido, más relajado te sentirás, pero no fuerces la respiración más allá de su capacidad natural.

5 Esto completa una ronda del *bhramari pranayama*. Siéntate erguido, con los oídos aún tapados, respira, respira con normalidad y céntrate en el sonido interior, que surge de la zona del corazón. Trata de realizar primero cinco rondas, inspirando y espirando una o dos veces entre cada ronda. Con el tiempo, puedes intentar llegar hasta diez rondas.

KUNDALINI PRANAYAMA:
NADI SHODHANA Y MANTRA OM

Realizar esta práctica de *pranayama* de forma regular, con la técnica del *nadi shodhana* (ver páginas 86-7) en una proporción de 3:12:6 junto con el mantra *om* (ver páginas 130-33), ayuda a despertar la energía de la columna. La vibración resonante de *om* nos hace sintonizar con nuestra verdadera naturaleza y con una realidad superior.

Si no te sientes cómodo aguantando la respiración los 12 *oms* del paso 4 (derecha), es mejor no realizar todavía el ejercicio. En su lugar, pasa más tiempo practicando el *nadi shodhana*, para adquirir resistencia gradualmente.

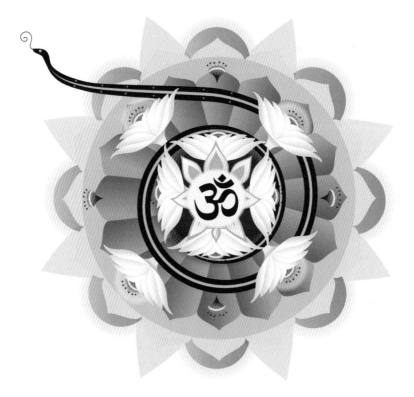

Practicar el *kundalini pranayama*

❋

1 Siéntate en una postura de meditación cómoda (ver páginas 52-7), cierra los ojos, relaja todo el cuerpo y haz un par de inspiraciones. Inspira profundamente y tensa todo el cuerpo; después, espira, libera toda la tensión y relájate. Coloca las manos, con las palmas hacia abajo, sobre las rodillas, con los índices y pulgares en *chin mudra* (ver página 58).

2 Cierra los ojos y dirige tu mirada interna al ojo espiritual situado en medio de tu frente (ver página 40). Relájate concentrándote en la respiración unos minutos y, después, centrándote en el *muladhara chakra* (ver página 38) situado en la base de la columna.

3 Levanta la mano derecha y dobla los dedos índice y corazón hacia la palma, manteniendo el pulgar, anular y meñique extendidos en *vishnu mudra* para ejecutar el *nadi shodhana* (ver página 86). Ciérrate el orificio derecho de la nariz con el pulgar derecho, espira y, después, inspira a través del orificio izquierdo mientras cuentas mentalmente tres *oms*. Mientras inspiras, visualiza el *prana*.

4 Cierra el orificio izquierdo con suavidad con los dedos anular y meñique, para que los dos orificios queden cerrados, y contén la respiración durante 12 *oms*. Mientras aguantas la respiración, siente cómo envías la corriente de energía pránica hacia abajo de la columna hasta el *muladhara chakra*, situado en la base de la columna.

5 Suelta el pulgar y espira lentamente por el orificio derecho mientras cuentas mentalmente seis *oms*. A medida que espiras, siente la calma.

6 Luego, con el orificio izquierdo aún cerrado, comienza a repetir el proceso a la inversa: inspira durante tres *oms* por el orificio derecho, cierra los dos orificios, contén la respiración durante 12 *oms* y suelta el orificio izquierdo para espirar por él durante seis *oms*. Esto completa una ronda.

7 Realiza cinco rondas completas (pasos 3-6) con concentración. Tras terminar, sigue sentado en silencio concentrándote en tu ojo espiritual lo máximo posible.

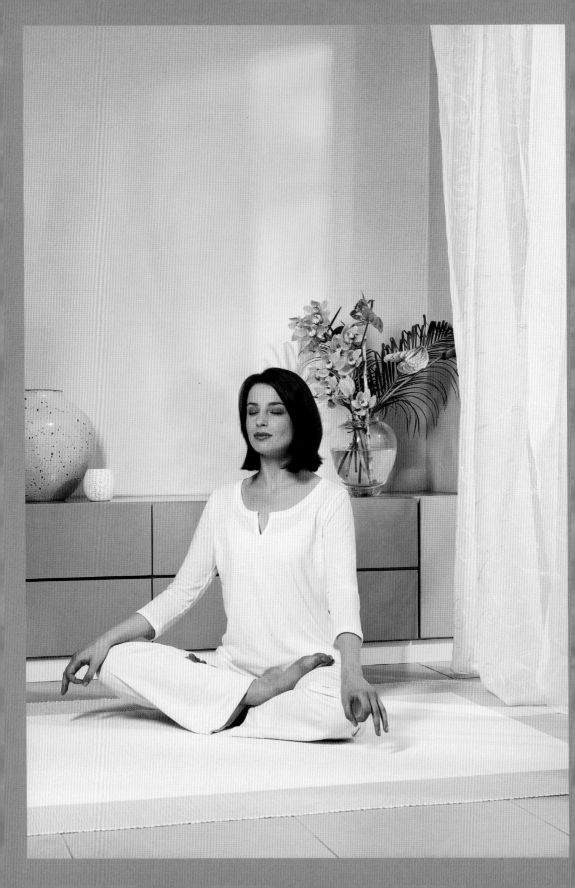

CAPÍTULO 7

PRÁCTICAS DE MEDITACIÓN

EXPERIMENTA LA FELICIDAD DE TU VERDADERA NATURALEZA DIVINA

Tal como se ha expuesto, la meditación es la herramienta perfecta para mejorar la sensación de calma, plenitud y bienestar, y la única forma de llegar a conocer tu verdadera naturaleza divina, el *Sat-Chit-Ananda* (consciencia eterna, existencia eterna, nueva felicidad eterna).

Las prácticas de meditación de este capítulo se han elegido cuidadosamente a partir de la tradición del *Kriya Yoga* (ver página 12) para ayudarte a avanzar hacia esos inestimables objetivos.

Primero, analizaremos los métodos clave para centrar la mente en la meditación. Después, presentaremos una serie de ejercicios que te ayudarán a concentrarte, despertar la energía de tu columna, sintonizar tus *chakras* para aumentar el flujo de *prana*, e interactuar con tu respiración natural para reconocer que estás, básicamente, unido al universo. Por último, te presentaremos el arte y la práctica de la meditación de yoga de la felicidad definitiva, la práctica clave a la que a la que te han llevado los demás ejercicios de este libro.

Si puedes realizar estas prácticas de meditación a menudo, al menos tres veces a la semana, pronto experimentarás una profunda alegría de vivir completamente independiente del mundo exterior.

CENTRAR LA MENTE

Centrar la mente para una meditación efectiva significa no permitir que esté inquieta ni se disperse, sino que se centre en un punto. La concentración en sí misma es un estrechamiento del campo de atención, lo que hace que la mente se centre en un solo tema.

En la era tecnológica, donde todo sucede tan rápido, las cosas a menudo tienden a estar orientadas hacia la acción externa y la búsqueda constante, en lugar de hacia la reflexión interna. Así, el mundo mantiene nuestra mente y sentidos en constante actividad, y podemos perder con facilidad cualquier sentido de identidad verdadera o nuestro objetivo espiritual en la vida.

La meditación es como un pájaro. Necesita dos alas igual de fuertes para volar: una consciencia constante del objetivo espiritual de la vida por un lado (darse cuenta de que la naturaleza interna es divina) y una mente centrada por otro. Hasta que no hayas entrenado tu mente para liberarla del hábito de escapar hacia fuera continuamente, progresarás poco en la meditación.

A continuación te indicamos algunas nociones sobre las herramientas más efectivas para que centres la mente y mejores tu práctica del Yoga de la Meditación, así como tu vida en general. Las principales técnicas son:

- Respiración: en el yoga, la respiración es la herramienta más común para centrar la mente. Ten en cuenta lo que sucede cuando te concentras intensamente para oír un susurro; tu respiración se detiene. Esto ilustra la inseparabilidad de mente y respiración.
- Visualización: en la visualización, los sentidos, los objetos y la mente se unen para formar una imagen en la que la mente se puede centrar.
- Mantras y cánticos: los mantras son sonidos sagrados que tienen un poderoso efecto sobre nosotros al centrar nuestra energía mental; entonar mantras dirige la mente hacia el interior, hasta la concentración enfocada.
- Contemplación ininterrumpida: centrarse en algo, como la llama de una vela, un *om* o la imagen de un maestro, vuelve la mente hacia el interior.

❀

Abrir el corazón

El amor es el estado supremo y el objetivo final de la realización espiritual. Por tanto, tiene sentido que tengas que abrir tu corazón, así como centrar la mente, durante el Yoga de la Meditación. Sin amor y devoción, la práctica de la meditación sería mecánica, árida y con escaso valor. Practicar la meditación con amor y devoción puede llevar a la mente más allá del mero conocimiento intelectual hasta experimentar el Yo radiante, que constituye la sabiduría verdadera, ya que el amor es la divinidad dentro de ti. El amor es la fuente y el potencial de tu interior. El amor es tu verdadera naturaleza.

¿Cómo puedes cultivar el amor? Piensa en un jardín: para cultivar flores, primero tienes que crear un espacio. Y pasa lo mismo con el amor; primero, tienes que limpiar tu corazón de las malas hierbas del deseo, el apego, la ira, la codicia y el miedo. Después, debes regar el terreno de tu corazón y fertilizarlo con compasión, cuidados y comprensión. Por último, cuando aparezcan los brotes tiernos del altruismo y la devoción, debes mantenerlos alejados de los insectos del egocentrismo egoísta.

Al igual que podemos ver la luna gracias a los rayos reflejados del sol, solo se puede ver lo divino mediante los rayos del amor. Al abrir tu corazón y cultivar el amor divino dentro de ti, las nubes oscuras se dispersarán. Más tarde, comenzarás a darte cuenta de que esa misma divinidad también reside en los demás.

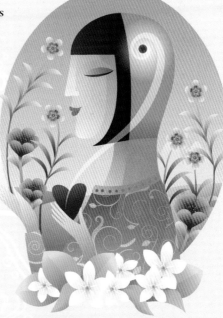

Respiración

Una forma muy efectiva de mantener la mente en el momento presente es proponerle como objeto mental la respiración, que fluye hacia dentro y hacia fuera a través de nuestros orificios nasales.

Puedes concentrarte en la respiración centrando la atención en la elevación y caída del abdomen, o en la expansión y contracción de la caja torácica, mientras inspiras y espiras. La respiración yóguica completa (ver páginas 96-7) puede ayudarte a tomar conciencia de este movimiento.

También te puede resultar útil centrarte en la sensación de la respiración en el momento en que entra en nuestras fosas nasales. Esta es, por ejemplo, la base de la técnica *hong sau* (ver páginas 122-5). En este tipo de meditación, continúas hasta ver los intervalos naturales entre respiraciones, cuando la mente se queda tranquila. Al unir la mente con la respiración de esta forma, la mente comenzará a centrarse en el momento presente.

Existen otras muchas formas de trabajar con la respiración, como contar un cierto número de inspiraciones y espiraciones y visualizar la respiración atravesando varias partes de tu cuerpo, pero todas las técnicas de respiración trabajan sobre la misma premisa de que hay que darle a la mente un objeto específico en el que centrarse.

Visualización

La visualización es una valiosa herramienta para ayudar a la mente a centrarse en la meditación, ya sea representando en la mente una escena tranquila, el *prana* o los *chakras*, un guía espiritual o cualquier otra imagen positiva, o transportando tu mente hacia una escena concreta y permitiendo que se quede allí, con una intención positiva.

Es importante estar lo más relajado posible al visualizar y crear imágenes en tu mente lo más vívidamente posible. Presta atención a cada detalle. Cuanto más realista sea la visualización, mejores serán los resultados. Pero recuerda que cada persona recibe las imágenes de forma diferente. Por ejemplo, puedes recibir estas impresiones a través de sensaciones físicas, emociones o pensamientos en lugar de solo imágenes. Así que, no menosprecies tu impresión solo porque no puedes «ver» las imágenes. Tu visualización es válida, independientemente de su forma. Por ejemplo, sentir el calor del sol sobre tu piel o cómo la luz sanadora se introduce en las células de tu cuerpo puede resultar tan útil como visualizar la luz y el color. Algunos ejemplos de prácticas de meditación son el *tratak* (ver página 113), donde proyectas la llama de una vela en tu mente en el paso 3, y el *jyoti mudra* (ver páginas 128-9), donde se te pide que veas la luz interior del ojo espiritual.

❦

Visualización sencilla para calmar y centrar la mente

Puedes utilizar esta visualización cuando tus pensamientos comiencen a dispersarse y quieras volver al momento presente. Siéntate relajado en un lugar tranquilo y silencioso. Inspira para traer la mente hasta el momento actual. Visualízate caminando descalzo por la playa. Está anocheciendo y la arena blanca todavía está caliente. Sobre ti, el cielo comienza a tornarse azul oscuro. A medida que el sol empieza a ponerse, el horizonte se llena de reflejos naranjas, rojos y morados. Escucha cómo las olas van y vienen y rompen sobre la arena blanca, salpicando y formando espuma encima de tus pies. Siente la arena caliente y húmeda entre los dedos. Huele el agua salada. Siente la suave brisa del mar sobre tu piel. Escucha el lejano graznido de una gaviota. A tu izquierda hay una roca grande. Camina lentamente hacia ella, siéntate encima y cierra los ojos. Sientes una gran sensación de paz y tranquilidad en el momento presente, una sensación de estar conectado con todo lo vivo. Disfruta y permanece inmerso en esta paz interior durante el mayor tiempo posible.

Mantras y cánticos

Recitar mantras es una de las formas más potentes de centrar la mente. Mantra, que en sánscrito significa «lo que protege o libera la mente», es un sonido único y sagrado (letra, sílaba, palabra o frase) con una energía radiante, que puede transformar la mente.

Al igual que una tela blanca se impregna del color del tinte en el que se sumerge, la mente absorbe las cualidades de la vibración del sonido sagrado del mantra que se recita. Independientemente de si lo haces en silencio en tu cabeza, lo susurras o lo entonas en alto, los mantras ayudan a interiorizar la mente y tienen la capacidad de transformar la consciencia del que recita.

La práctica de recitar un mantra se conoce como *japa* (repetición). Si se practica correctamente, prestando atención, el *japa* calmará gradualmente tu mente, para que tu consciencia vibre con el mantra. Esto te llevará de forma natural hasta un estado de serenidad más profundo en la meditación, en el que superarás a la mente para descansar en tu verdadera naturaleza divina.

Cuando los mantras se entonan en alto, las vibraciones rítmicas producidas por su repetición continua regulan las vibraciones de las cinco envolturas (ver páginas 30-3). Es mejor si primero los cantas en voz alta y vas bajando gradualmente hasta llegar al silencio, a cantarlos interiormente.

La fuente de todas las vibraciones de sonidos, y probablemente el mantra más conocido, es el Sonido vibratorio primigenio y Poder divino, conocido como *om* (ver página 117). La repetición sincera del *om* produce ondas de pensamiento que se corresponden con las de la realidad suprema. Por medio de los mantras semilla relacionados con cada uno de los siete *chakras* (ver páginas 118-9), se mejora la concentración y los niveles de energía. El mantra *hum* (ver páginas 120-1) mejora y protege el poder de los demás mantras y cuenta con una intensa energía que destruye la negatividad. Y el mantra *hong sau* (ver páginas 122-5) calma la mente y ayuda a despertar la energía de tus *chakras*. Independientemente del *chakra* que uses, te ayudará a volver la mente hacia el interior y, por tanto, a estar mucho más calmado.

Contemplación ininterrumpida

El siguiente ejercicio de concentración, conocido como *tratak*, puede ejecutarse en cualquier momento. Fija la mente divagadora y mejora la fuerza de voluntad. La palabra sánscrita *tratak* significa «contemplar continuamente un objeto sin parpadear». Aquí recomendamos contemplar una llama, pero puedes utilizar cualquier otro objeto con asociaciones positivas.

1 Siéntate adoptando una postura de meditación cómoda en una habitación oscura, con una vela encendida frente a ti, a la altura del pecho.

2 Fija tanto tu mirada como tu enfoque mental en el punto medio de la llama, donde es más brillante, durante el mayor tiempo posible sin parpadear, hasta que los ojos comiencen a cansarse. Al principio, practica solo durante un minuto y, después, unos minutos más.

3 Acaba cerrando los ojos y visualizando la llama internamente en el espacio entre tus cejas durante un minuto. Después, repite el proceso completo dos veces más. Cuando hayas acabado de practicar, frótate las palmas hasta que estén calientes. Colócatelas sobre los ojos para relajarlos y calmarlos. Luego, cuando estés listo, baja las manos.

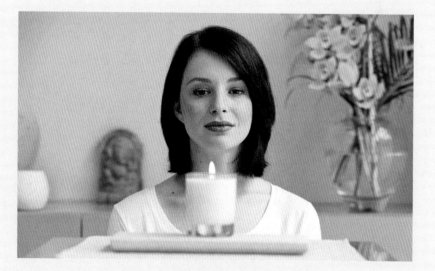

MAHAMUDRA: DESPERTAR LA ENERGÍA DE TU COLUMNA

Si se practica de forma adecuada, la potente técnica del *Hatha Yoga* llamada *mahamudra* («gran gesto» en sánscrito) proporciona no solo una serie de beneficios físicos, como la digestión o aliviar el estreñimiento, sino también el equilibrio y la apertura de los *nadis ida* y *pingala* (ver páginas 44-5), que hacen que la fuerza vital fluya hacia arriba por el *nadi* central, el *sushumna*.

Cuando te coges el dedo gordo del pie derecho en el paso 1 del *mahamudra* (ver derecha), el *nadi pingala* se abre y se activa. Y cuando te coges el dedo gordo del pie izquierdo en el paso 2 (ver página 116), el *nadi ida* se abre y se activa. Cuando se cogen ambos dedos de forma simultánea en el paso 3, la columna se magnetiza con el *prana* que fluye al *sushumna*, lo que te proporcionará una mayor consciencia y concentración para la meditación.

NOTA: La versión del *mahamudra* que se presenta en las páginas 115-17 incluye una posición de rodillas ligeramente modificada de la versión tradicional del *Hatha Yoga* en la que no se requiere rotación. Si tienes cualquier problema en la rodilla, es posible que esta postura te resulte más fácil de practicar.

❧

Beneficios de los *bandhas*

Los dos *bandhas*, el *mula bandha* y el *jalandhara bandha* (ver páginas 60-1), que forman parte del *mahamudra*, retienen la energía de la columna, para dirigirla hacia arriba, hacia los centros superiores del cerebro, lo que provocará una mayor sensación de vitalidad y equilibrio.

Paso 1

✿

1 Siéntate erguido con la cabeza, cuello y columna rectos y las piernas estiradas. Dobla la pierna izquierda con la rodilla hacia delante y siéntate sobre el pie izquierdo, con el talón presionando el perineo (entre los genitales y el ano) formando una contracción anal (*mula bandha*; ver página 60). Realiza la respiración *ujjayi* (ver páginas páginas 98-9), si te has familiarizado con ella, o respira con normalidad si no.

2 Dobla la pierna derecha y coloca el pie plano en el suelo. Luego, entrelazando los dedos de las manos, estira los brazos hacia delante, cógete la rodilla derecha y acerca el muslo hacia el torso, o lo más cerca posible. Mantén la columna erguida en esta posición, inspira lentamente mientras cuentas de 10 a 15 y siente cómo sube una corriente fría de *prana* por tu columna.

3 Después, conteniendo la respiración, estira la pierna derecha delante de ti, dóblate hacia delante y, con las manos entrelazadas, cógete el dedo gordo del pie y tira ligeramente, para extender el torso hacia delante y llevar la frente hacia la rodilla. Si esto no te resulta cómodo, dobla la rodilla ligeramente. Lo importante es sentir cómo se estira la columna y cómo sube la energía por ella. Mientras lo haces, lleva la barbilla hacia el cuello para ejecutar una contracción de garganta (*jalandhara bandha*; ver página 61) y, concentrándote en el ojo espiritual o *ajna chakra,* situado entre los ojos (ver página 40), canta mentalmente *om* de seis a 12 veces. Siente cómo sube la energía por la columna y late en tu ojo espiritual, irradiando ondas de felicidad por el cerebro.

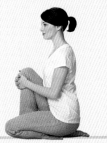

4 Sal de la contracción de garganta, coloca las manos entrelazadas justo debajo de la rodilla derecha y empújala hacia el torso, mientras espiras lentamente contando de 10 a 15. Concentrada en tu columna, siente cómo baja una corriente cálida de energía por ella.

Paso 2

❃

Ahora, cambia de lado y repite el paso 1, sentándote sobre el pie derecho y empujando la rodilla izquierda hacia el torso con las manos entrelazadas.

Paso 3

❃

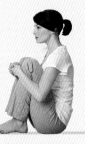

1 Siéntate erguido con las rodillas dobladas y cógete las manos (con los dedos entrelazados) alrededor de las rodillas, llevando los muslos contra el torso. Inspira lentamente contando de 10 a 15 y siente cómo sube una corriente fría de *prana* por la columna.

2 Ahora, conteniendo la respiración, estira las dos piernas delante de ti, cógete los dedos gordos con las manos entrelazadas y tira de ellos, estirando el torso hacia delante y sintiendo cómo se alarga la columna. Ejecuta de nuevo la contracción de garganta y lleva la frente a las rodillas. Mientras tanto, concéntrate en el ojo

espiritual, situado entre las cejas, y canta *om* mentalmente de seis a 12 veces. Puedes experimentar cómo la sensación de energía sube por tu columna tras las pulsaciones en el ojo espiritual, que provocan la irradiación de ondas de felicidad por el cerebro.

3 Sal de la contracción de garganta y espira lentamente mientras cuentas de 10 a 15. Mantén la concentración en la columna y trata de sentir una cálida corriente de energía pránica bajando por la columna. Después, junta de nuevo las rodillas y los muslos con el torso, tirando de las rodillas con las manos entrelazadas. Relájate y vuelve a respirar con normalidad.

Estos tres pasos completan una ronda de *mahamudra*. Ejecuta tres rondas completas. A medida que progreses con esta práctica, puedes aumentar el número de rondas hasta 12.

❀

Significado y pronunciación de *om*

El sonido vibratorio primigenio *om* (ver también páginas 130-33) ayuda a despertar la energía de la columna y estimula las neuronas cuando se canta. En este ejercicio, se pronuncia alargando las dos letras. En ocasiones, por influencia del inglés, también puede verse escrito como *aum*. Esta variante de pronunciación con tres sonidos diferentes pretende representar los tres estados de la consciencia, además de la trinidad divina constituida por Brahma, Visnu y Shiva.

CANTO DE LOS MANTRAS *BIJA:* DESPERTAR LOS *CHAKRAS*

Tal como hemos visto en la página 112, el canto es una forma efectiva de aumentar la energía del cuerpo, además de centrar la mente. El siguiente ejercicio de meditación activa los *chakras* gracias a la vibración del sonido de los mantras asociados a ellos. Se conocen como mantras *bija* o semilla. Cada mantra semilla limpia su *chakra* de cualquier bloqueo para que funcione de forma eficaz, lo que permite llegar a un estado meditativo más profundo. En el siguiente cuadro aparecen los mantras semilla y las notas musicales (si prefieres cantarlos) de los seis primeros *chakras*. El séptimo *chakra*, el *sahasrara* (coronilla), no se incluye, ya que para acceder a él antes se han de limpiar los seis primeros. Es importante prolongar la «a» en todos los mantras.

CHAKRA	UBICACIÓN	MANTRA SEMILLA	NOTA MUSICAL
AJNA	frente	*Om*	Fa
VISHUDDHI	garganta	*Ham*	Mi bemol
ANAHATA	corazón	*Yam*	Re
MANIPURA	ombligo	*Ram*	Si bemol
SVADHISTHANA	zona genital	*Vam*	La
MULADHARA	base de la columna	*Lam*	Sol

Practicar los mantras *bija*

❀

1 Siéntate en una postura de meditación que te resulte cómoda (ver páginas 52-7) con la cabeza, el cuello y la columna erguidos. Cierra los ojos.

2 Concéntrate en tu *muladhara chakra,* ubicado en la base de la columna, Inspira profundamente y, mientras espiras, canta en alto repetidamente el mantra *bija lam.* Siente cómo el mantra vibra en el *chakra* mientras cantas *lam, lam, lam* durante todo el tiempo de la espiración.

3 Luego, concéntrate en el segundo *chakra,* el *svadhisthana,* ubicado en la zona genital. Inspira profundamente y, mientras espiras, canta el mantra *bija vam.* Siente cómo vibra el mantra en el *svadhisthana chakra.*

4 Lentamente, ve trabajando los demás *chakras* del gráfico de la otra página, cantando el mantra semilla correspondiente y sintiendo la vibración en el centro del *chakra* pertinente cada vez que lo haces.

5 Una vez hayas completado el cántico, centrándote en el *ajna chakra,* comienza a trabajar la lista en orden inverso, cantando cada mantra semilla de nuevo mientras te centras en la zona del *chakra* pertinente. Comienza con *om* por segunda vez en el *ajna chakra* y acaba con *lam* en el *muladhara chakra.*

❀

Canta mentalmente el mantra *bija*

El ejercicio anterior también puede realizarse cantando cada mantra semilla internamente, en lugar de hacerlo en alto. Cantar los mantras en tu interior a través de los *chakras* hace hincapié en el efecto calmante y meditativo de la práctica, mientras que cantarlos en alto subraya su aspecto energizante.

CANTO DEL MANTRA *HUM:* AUMENTAR EL *PRANA*

Se dice que el dios hindú Shiva utilizaba el mantra *hum* para proyectar el fuego desde su tercer ojo y quemar los deseos y la negatividad. Por eso, este mantra aporta la energía y potencia del fuego a todos aquellos que lo cantan, ayudándolos a aumentar el *prana* del cuerpo y a activar la potente fuerza vital conocida como *kundalini*. Esto ayuda a combatir cualquier sensación negativa, además de aliviar el cansancio y la apatía.

En el siguiente ejercicio, el mantra *hum* se canta después del mantra semilla de un *chakra*, para potenciar su energía. Después, añadiendo *om* al inicio del mantra semilla, puedes hacer que sea incluso más efectivo para abrir la mente en una meditación profunda. El siguiente ejercicio puede hacerse después del ejercicio del mantra *bija* (ver página 119) o como una técnica independiente.

	CHAKRA	UBICACIÓN	MANTRA	NOTA MUSICAL
	AJNA	frente	*Om ksham hum*	Fa
	VISHUDDHI	garganta	*Om ham hum*	Mi bemol
	ANAHATA	corazón	*Om yam hum*	Re
	MANIPURA	ombligo	*Om ram hum*	Si bemol
	SVADHISTHANA	zona genital	*Om vam hum*	La
	MULADHARA	base de la columna	*Om lam hum*	Sol

Practicar el mantra *hum*

❀

1 Siéntate en una postura de meditación que te resulte cómoda (ver páginas 52-7) con los ojos cerrados y concéntrate en el punto entre las cejas, conocido como ojo espiritual.

2 Concéntrate ahora en el *muladhara chakra*, en la base de la columna, y canta el mantra *om lam hum* en voz alta de seis a nueve veces, sintiendo cómo resuena en el lugar donde está este *chakra*. Siéntate en silencio y continúa sintiendo la vibración del mantra incluso al dejar de cantar.

3 Después, concéntrate en el *svadhisthana chakra* en la zona genital y canta el mantra *om vam hum* en voz alta de seis a nueve veces, sintiendo cómo resuena en ese lugar. De nuevo, siéntate en silencio y siente la vibración del mantra incluso al dejar de cantar.

4 Ve trabajando los anteriores *chakras*, cantando de uno en uno los mantras correspondientes y sintiendo la vibración en el lugar donde está el *chakra*. Asegúrate de hacer pausas y permanece en silencio entre cada mantra.

NOTA: *Lam, vam, ram, yam, ham* y *ksham* deben pronunciarse con una «a» prolongada. *Om* debe sonar como «ong». *Hum* debe pronunciarse con una «u» prolongada.

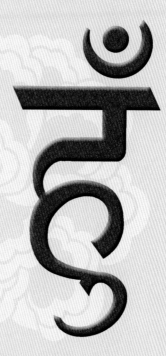

MEDITACIÓN *HONG SAU:* SOY ÉL, EL ABSOLUTO

Hong sau es un antiguo mantra sánscrito para calmar la mente y profundizar la concentración. La repetición de este mantra apacigua los pensamientos inquietantes, sustrae la mente de los sentidos y calma el *prana* del cuerpo. *Hong sau* significa «Soy Él» o «Yo, el Yo manifiesto, soy Él, el Absoluto». Al repetir internamente *hong sau* en sintonía con la respiración durante la meditación, *hong* en la inspiración y *sau* en la espiración, afirmas que el yo individual es uno con el Espíritu Infinito.

Hong sau se considera el sonido sutil y natural de la respiración:

- *Hong* vibra con la inspiración, representa la contracción de la consciencia y se corresponde con la corriente ascendente del *nadi ida* (ver páginas 44-5).
- *Sau* vibra con la espiración, representa la expansión de la consciencia en unidad pura y se corresponde con la corriente descendente del *nadi pingala*.

Se cree que, en el curso de 24 horas, el aire entra y sale 21.600 veces en un mantra *hong sau* continuo. En yoga, dicha recitación subconsciente continua se llama *ajapa-japa,* mientras que *japa* es el término que se utiliza para describir la recitación mental consciente en la siguiente técnica.

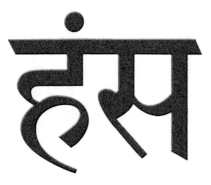

Preparación para el *hong sau*

❀

Además de ser una secuencia relajante útil por sí misma, los siguientes pasos prepararán tanto tu cuerpo como tu mente para la técnica *hong sau* de la página siguiente.

1 Siéntate en una postura de meditación que te resulte cómoda (ver páginas 52-7) con la cabeza, el cuello y la columna erguidos. Inspira profundamente, contén la respiración y tensa todos los músculos del cuerpo. Mantente así unos segundos y suelta los músculos mientras te relajas.

2 Continúa relajado mientras practicas el *loma pranayama*: un ejercicio de respiración por ambos orificios nasales dividido en tres partes iguales. Inspira mientras cuentas 12, contén la respiración 12 segundos y espira mientras cuentas 12 (12:12:12). Si la capacidad de tus pulmones no es suficiente, cuenta solo hasta seis. Al principio, realiza el ejercicio nueve veces y ve incrementando hasta 27 rondas.

3 Ahora, concentra la atención relajada en el punto entre las cejas (tu ojo espiritual o *ajna chakra;* ver página 40). Deja que tus pensamientos desaparezcan y concéntrate en el presente. Coloca las manos, con las palmas hacia arriba, sobre las rodillas en *chin mudra* (ver página 58), cierra los ojos y concéntrate en tu respiración natural, mientras inspiras y espiras, inspiras y espiras... Si tu mente divaga, vuelve a concentrarte en tu respiración.

Técnica *hong sau*

❀

1 Ahora, con el cuerpo y la mente serenos, y los ojos cerrados, eleva la mirada suavemente hacia el punto entre las cejas y mira con calma tu ojo espiritual o *ajna chakra*, donde residen tu intuición y tu percepción omnipresente.

2 Siente el flujo natural de la respiración entrando y saliendo por los orificios de la nariz y trata de establecer el punto donde es más fuerte. Una vez hayas encontrado este punto (normalmente justo dentro de la punta de la nariz), observa cómo pasa la respiración por ahí con precisión, un segundo tras otro. De esta forma, lograrás una consciencia continua.

3 Después, comienza a experimentar la sensación del aire subiendo por los orificios nasales hasta llegar al punto entre las cejas y concéntrate en esa zona. A medida que tu concentración se haga más profunda, tu respiración comenzará a ralentizarse y podrás concentrarte en ella con más claridad y con menos interrupciones.

4 Inspira profundamente y, después, espira lentamente. A medida que la siguiente inspiración entra por tus orificios de forma natural, siéntela y, concentrado, sigue mentalmente la respiración con el mantra *hong*. Imagina que la propia respiración está haciendo este sonido.

5 A medida que la respiración fluye de forma natural, sigue cantando el mantra *sau* mentalmente. De nuevo, siente cómo tu respiración sutil emite el sonido en silencio por sí misma.

6 Continúa concentrado en tu ojo espiritual, entre las cejas, siguiendo mentalmente cada inspiración con el mantra *hong* y cada espiración con el mantra *sau*. Cuando la mente se una con el flujo de la respiración, podrás experimentar verdaderamente el momento presente.

7 A medida que profundices en este ejercicio, notarás que hay un espacio o pausa natural, un punto de tranquilidad total, entre cada inspiración y espiración. Es el espacio del Yo más íntimo. Céntrate poco a poco en estas pausas. A medida que tu mente se calma, nota cómo se expanden

los espacios y disfruta de la experiencia de la expansión mientras miras internamente tu ojo espiritual. Luego, cuando la respiración vuelva a su forma natural, continúa con la práctica del *hong sau* todo el tiempo que resulte natural o al principio, hasta 15 minutos.

8 Una vez hayas acabado, trata de mantener la sensación de espacio interior lograda con la meditación lo máximo posible, lo que permitirá que la calma penetre en tu consciencia diaria.

NOTA: Es importante que no trates de controlar la respiración durante la técnica *hong sau.* No es un ejercicio de respiración yóguica. Se trata sencillamente de ser consciente de la respiración, concentrándote en el mantra *hong sau.*

❀

El ojo espiritual de la percepción intuitiva

En la meditación profunda es posible ver y experimentar de forma natural la luz dorada, azul y blanca del ojo espiritual o *ajna chakra.* Pero mientras trabajas en ello, puedes intentar *visualizarlo* para añadir otra dimensión a la meditación:

• Un anillo externo de luz dorada representa la energía cósmica.

• Una esfera de luz azul representa la inteligencia omnipresente de lo divino en la creación.

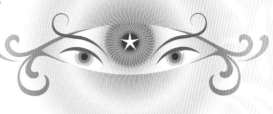

• Una estrella central de color platino representa el espíritu infinito o consciencia cósmica, una puerta al infinito.

NAVI KRIYA: DESPERTAR EL PRANA EN EL CENTRO DEL OMBLIGO

Navi kriya es una de las técnicas originales del *Kriya Yoga* propugnadas por Lahiri Mahasaya, que aprendió la ciencia suprema de la meditación del *Kriya Yoga* de Mahavatar Babaji, el gran yogui himalayo (ver página 12).

El objetivo de esta técnica del Yoga de la Meditación es estimular y despertar el *prana* en el *manipura chakra*, situado en el centro del ombligo, y llevar la energía desde aquí hasta el ojo espiritual o *ajna chakra*, elevando tu consciencia por encima de los *chakras* inferiores para acceder a un estado más meditativo. Es esencial llegar al *ajna chakra* antes de liberarte en el *sahasrara*, el *chakra* de la coronilla.

Practicar el *navi kriya*

❀

1 Siéntate en una postura de meditación que te resulte cómoda (ver páginas 52-7) con la cabeza, el cuello y la columna erguidos. Relaja el cuerpo, cierra los ojos y centra la atención por un momento en el punto entre las cejas, en tu ojo espiritual o *ajna chakra*.

2 Luego, concéntrate en el *muladhara chakra*, situado en la base de la columna, inspira poco a poco y canta *om* mentalmente, como si estuvieses enviando la energía del mantra a este *chakra*.

3 Repite este canto interno del mantra *om* en cada uno de los *chakras* superiores, enviando la energía sucesivamente a:

• *svadhisthana:* zona genital

• *manipura:* ombligo

• *anahata:* corazón

• *vishuddhi:* garganta

• bulbo raquídeo: el polo negativo del *ajna chakra* (ver página 40), ubicado en la parte posterior de la cabeza, bajo la base o detrás del cerebro

• el *chakra* del ojo espiritual (polo positivo del *ajna chakra*), ubicado entre tus cejas

4 Inclina la barbilla hacia abajo lentamente, hacia el cuello, creando una contracción de garganta (ver página 61) y concéntrate en el *manipura chakra* ubicado en tu ombligo.

5 Mientras continúas respirando con normalidad, canta *om* 100 veces para activar este *chakra* y atraer la energía de los dos *chakras* inferiores: *muladhara* y *svadhisthana*. Por lo general, se percibe una energía tranquila alrededor del ombligo; es la corriente de *prana* denominada *samana vayu* que guía el *prana* hacia el canal sutil *sushumna* (ver página 44).

6 Mantén la concentración en el *manipura chakra* y tu mirada interior en el punto entre las cejas, sal de la contracción de garganta, eleva la barbilla hasta dejarla erguida e inclina lentamente la cabeza hacia atrás lo máximo posible sin crear tensión. Observa si puedes sentir la energía trasladándose hacia esa zona en la base del cráneo, en el bulbo raquídeo, y después por la columna hasta el *manipura chakra* en el centro del ombligo.

7 Mantén la cabeza hacia atrás en esta posición y canta mentalmente *om* 25 veces, dirigiendo la energía del mantra hacia el contrapunto del ombligo en la parte posterior de la columna.

8 Ahora, eleva lentamente la cabeza hasta que quede en posición normal y, concentrado, canta *om* de nuevo mentalmente en cada uno de los seis *chakras,* comenzando esta vez en el *ajna chakra* y yendo hacia abajo: *ajna, vishuddhi, anahata, manipura, svadhisthana* y *muladhara chakras*.

Esto completa una ronda de *navi kriya*. Trata de realizar de seis a 12 rondas y, después, siéntate en silencio durante un rato con la atención puesta en tu ojo espiritual. Cuando regreses a tus actividades normales, lleva esa sensación natural de calma interior y energía contigo para que te proporcione la fuerza interior para superar las pruebas y tribulaciones a las que te enfrentas en la vida.

JYOTI MUDRA:
DESPERTAR LA LUZ INTERIOR

El *jyoti mudra*, que significa «gesto de luz», es una técnica mediante la cual puedes mejorar la sensación de paz interior y sabiduría centrándote en la luz interior que emana del ojo espiritual o *ajna chakra* (ver también página 40). En los textos yóguicos este *mudra* se denomina normalmente *yoni mudra*, ya que el término sánscrito *yoni* hace referencia al útero de la creación porque, al igual que el bebé en el útero, cualquiera que practique el *yoni mudra* se sustrae del mundo exterior. El *jyoti mudra* puede practicarse en cualquier momento, pero es mejor en la tranquilidad de la última hora de la tarde o la noche. Este momento es perfecto para sintonizar con tu interior y alejarte del ruido y distracciones de la rutina diaria.

PRECAUCIÓN: No presiones los ojos al realizar el *jyoti mudra;* ejerce una ligera y suave presión para evitar daños en esta zona tan sensible.

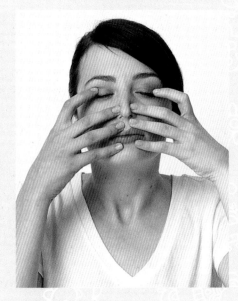

En el jyoti mudra, *se cierran las puertas a los sentidos de la cara, al presionar con suavidad oídos, ojos, nariz y labios.*

Practicar la *jyoti mudra*

✤

1   Siéntate en una postura de meditación que te resulte cómoda (ver páginas 52-7) con la cabeza, el cuello y la columna erguidos. Relaja todo el cuerpo, cierra los ojos y centra toda tu atención en el punto entre las cejas.

2   Inspira lentamente y cuenta hasta 10 o 12, centrándote en la sensación del *prana* recorriendo tu columna hacia arriba. Mientras, levanta los brazos frente a tu cara, con los codos paralelos al suelo y apuntando a los lados.

3   Al final de la inspiración, contén la respiración y concéntrate en centrar el *prana* que estaba en tu columna en tu ojo espiritual (ver página 40).

4   Después, coloca los dedos en *jyoti mudra,* lo que implica cerrar todas las aberturas de los sentidos de tu cabeza: tápate los oídos con los pulgares, mantén los ojos cerrados sujetándolos suavemente con los dedos índices en los extremos de los párpados, cierra los orificios de la nariz con los dedos corazones y apriétate ligeramente la boca con los dedos anulares encima del labio superior y los meñiques debajo del labio inferior (las puntas de los dedos deben tocarse).

5   Vuelve tu mirada hacia el ojo espiritual y siente cómo tus dedos dirigen el *prana* hacia allí. Percibe esa luz interna y sumérgete en ella.

6   Contén la respiración y repite internamente el mantra *om,* dirigiendo la energía del cántico al punto entre las cejas. Observa si puedes ver la luz reuniéndose e intensificándose en un anillo dorado que se expande para rodear una esfera de profunda luz azul con una estrella de color platino en el centro (consulta el cuadro de la página 125).

7   Luego, retira los dedos y pulgares de estas aberturas de los sentidos y deja que descansen sobre tu cara hasta que estés listo para comenzar de nuevo.

8   Por último, espira lentamente contando hasta 10 o 12 y céntrate en la sensación del *prana* bajando por la columna hasta el *muladhara chakra*.

Esto completa una ronda de la *jyoti mudra*. Haz tres rondas. Siéntate en posición meditativa y serena, y disfruta de esta experiencia relajante.

El significado de *OM*

Se cree que el mantra sánscrito sagrado *om,* también conocido como sonido primigenio o vibración cósmica, representa la energía detrás de toda la creación. Se dice que contiene todo el lenguaje, letras, sonidos y otros mantras. Su vibración representa la unión con lo divino, convirtiéndolo en el vínculo entre la consciencia humana y la cósmica divina.

La belleza del mantra *om* reside en que nos facilita una representación y experiencia concretas (a través del sonido) de lo que de otra forma sería un concepto abstracto difícil de captar: el de la realidad absoluta y suprema, la consciencia cósmica divina o felicidad última, con la que todos tenemos que tratar de lograr una unión. En términos yóguicos, este estado de unión se denomina *samadhi* y es el objetivo del Yoga de la Meditación.

Se cree que la repetición (*japa;* ver página 112) de *om* produce ondas de pensamiento que se corresponden con aquellas de la realidad suprema. Así que, cuando se entona con fe, devoción y reverencia durante un periodo prolongado, fomenta la consciencia de lo divino en nuestro interior. De ese modo, sirve como puerta hacia nuestro Yo, un medio para despertar tu espíritu interior y permitir que te sientas más conectado y en paz contigo mismo y con el mundo, con una mayor sensación de claridad, paz y alegría.

En el texto sagrado hindú *Upanishad*, el mantra *om* se describe como un «zumbido resplandeciente». En la meditación profunda este sonido interior es tan prominente que ahoga todos los sonidos exteriores y manifiesta los sonidos interiores de los *chakras*, que vibran a diferentes frecuencias y, por tanto, se manifiestan de forma distinta (ver abajo). La meditación de las páginas 132-3 te ofrece la oportunidad de experimentarlo.

Los sonidos de los *chakras* que se oyen en la meditación

MULADHARA CHAKRA: como el zumbido de las abejas. Un sonido vibratorio bajo. Si no se oye muy bien, puede sonar como un motor o un tambor.

SVADHISTHANA CHAKRA: como una flauta. Si no se oye bien, suena como el agua o el cricrí de los grillos.

MANIPURA CHAKRA: como un instrumento de cuerda similar a un sitar o arpa.

ANAHATA CHAKRA: como el repiqueteo de campanas o de un gong. Si no se oye bien, suena como unas campanas tintineantes.

VISHUDDHI CHAKRA: como un trueno o el rugido del océano. Si no se oye bien, puede sonar como el viento o una cascada.

AJNA CHAKRA (ojo espiritual/bulbo raquídeo): una sinfonía de sonidos, que es el *om*, la fuente de todos los sonidos.

La siguiente meditación *om* te ayudará a sintonizar en tu interior el sonido vibratorio de la consciencia cósmica divina, creando así una sensación de calma interior y unidad con el mundo que te rodea. Es bueno, sobre todo, hacerlo por la tarde, cuando tu mente está más tranquila y centrada.

«*La palabra sagrada* om *expresa el ser supremo. La repetición constante de* om *y la meditación sobre su significado llevan al* samadhi.»

Yoga Sutras 1:27-28

Meditación *om*

❀

Antes de poner en práctica la técnica de la meditación *om*, comienza con tres rondas de *mahamudra* (ver páginas 114-17), unas cuantas rondas de *nadi shodhana* (ver páginas 86-7) y la técnica *hong sau* (ver páginas 122-5) durante 10 o 15 minutos, o hasta que consigas una sensación de calma interna. Es mejor haber practicado *hong sau* durante al menos tres meses para haber asentado la mente y logrado mayores niveles de concentración antes de practicar con regularidad esta meditación.

1 Siéntate en una postura de meditación que te resulte cómoda (ver páginas 52-7), con la cabeza, el cuello y la columna erguidos. Coloca la parte superior de los brazos sobre un reposabrazos adecuado o siéntate con las rodillas juntas, pegadas al pecho, y coloca tus codos sobre ellas. Los brazos y hombros deben estar a una altura cómoda, sin tensiones en las manos, brazos, espalda o cuello. Si usas un reposabrazos, asegúrate de que la parte superior de tus brazos descansa en paralelo al suelo con los codos alineados con los hombros (ver página 148).

2 Sube las manos hasta la cabeza y coloca los dedos sobre tu cara en *jyoti mudra:* tápate los oídos con cuidado con los pulgares, mantén los ojos cerrados sujetándolos suavemente con los meñiques en los extremos de los párpados y deja los demás dedos descansar en diagonal hacia arriba y hacia abajo en la frente para dirigir la energía hacia el ojo espiritual o *ajna chakra*.

3 Con los dedos en esta posición, mira con mayor concentración tu ojo espiritual, entre las cejas. Después, comienza a cantar «*om, om, om*» en tu interior, dirigiéndolo al ojo espiritual, para que el mantra vibre y resuene aquí. La pronunciación correcta de *om* en esta meditación es con los sonidos «o» y «m» prolongados, con la misma duración.

4 Mientras cantas, escucha con tu oído derecho y trata de captar las sutiles frecuencias de sonido de tus *chakras,* ya que el oído derecho es más receptivo a las vibraciones espirituales. Si oyes un sonido diferente, similar a los descritos en las páginas 130-31, centra toda tu atención en él. Si al principio solo oyes los latidos de tu corazón y tu respiración, concéntrate en esos sonidos. Con el tiempo, tu mente se volverá hacia el interior gradualmente y se calmará para que comiences a oír los sonidos más sutiles de los *chakras.*

5 A medida que se desarrolla la sensibilidad, es probable que comiences a oír un sonido más tenue detrás del primero, así que concéntrate en este. Pronto, surgirá un tercer sonido detrás del segundo y tendrás que concentrarte en él.

6 Sigue descartando cada sonido a medida que aparezca uno más sutil. Tu objetivo es alcanzar la fuente de todos los sonidos, relacionados con el ojo espiritual o *ajna chakra*: el sonido vibratorio primigenio *om.* Aunque mentalmente cantas *om* para mantener la mente centrada en el interior, no debe convertirse en una distracción que te desconcentre de los sonidos sutiles de tu interior.

7 Primero, busca el sonido *om* con el oído derecho y, después, con los dos oídos, hasta que sientas que viene del centro del cerebro. Luego, siente cómo desciende gradualmente para infiltrarse en cada célula de tu cuerpo y expandirse hacia fuera. Mientras tu experiencia con este sonido *om* se profundiza, tu consciencia se expande, y comenzarás a sentirte omnipresente, más allá del ego, la mente, el cuerpo y los sentidos.

8 Después de escuchar la vibración del sonido interno del *om* durante 10 o 20 minutos, sigue sentado durante un rato, disfrutando de la serenidad radiante de la meditación y de la sensación profunda de unidad.

MEDITACIÓN DE YOGA DE LA FELICIDAD DEFINITIVA

Esta es la meditación a la que las demás prácticas de meditación de este libro conducen, aquí es donde todo se une. Las *asanas* (posturas) han proporcionado fuerza y estabilidad para que puedas sentarte, relajarte y calmarte durante un periodo de tiempo prolongado. Las prácticas de purificación han limpiado tus canales de energía sutil (*nadis*), ayudándote a eliminar los obstáculos que te impiden experimentar y conocer todo lo divino que albergas. El *pranayama* (técnicas de respiración) te ha ayudado a controlar la mente logrando un control sobre tu energía interna vital. Las prácticas de meditación te han ayudado a dirigir la energía hacia arriba, hasta los *chakras* de la columna astral, han calmado tu mente y te han permitido experimentar la luz divina del interior de tu cuerpo.

Combinadas, todas estas prácticas te habrán ayudado a:

- desconectar la mente de los sentidos exteriores y los objetos que distraen,
- interiorizar y regular tu mente y tu corazón a través de la autodisciplina
- dirigir la fuerza vital de tu cuerpo, o *prana,* hasta la columna astral desde los *chakras* inferiores hasta los superiores,
- centrar tu energía en el ojo espiritual, o *ajna chakra,* para permitirte experimentar el Yo interior divino.

El objetivo de esta meditación final es hacer llegar tu *prana* al más alto de los centros de energía del cuerpo, conocido como *sahasrara chakra,* donde tu alma individual podrá unirse con la Consciencia Suprema a través del proceso de *samadhi* (unión divina; ver página 27), para que puedas experimentar la duradera alegría y complacencia pura y absoluta que albergas, que solo se alcanza a través de la meditación profunda.

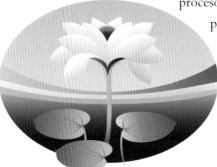

Practicar la meditación de yoga de la felicidad definitiva

❁

1 Siéntate en una postura de meditación que te resulte cómoda (ver páginas 52-7), con la cabeza, el cuello y la columna erguidos. Inspira profundamente por la nariz. Contén la respiración y tensa todos los músculos del cuerpo. Después, con una espiración profunda doble por la boca («ja-jaaa»), relaja todo el cuerpo. Repítelo tres veces.

2 Sigue erguido, sintiendo cómo fluye la energía por todo tu cuerpo e invoca la presencia de lo divino diciendo algo internamente parecido a: «Que la gracia divina aliente mi cuerpo, mente y espíritu, e inspire, bendiga y guíe mi meditación, llenándome de claridad, amor, paz y alegría interior.»

3 Cierra los ojos y balancea la columna suavemente de izquierda a derecha, cambiando el centro de tu consciencia del cuerpo físico y los sentidos a tu columna astral interior, imaginándola como un tubo hueco lleno de energía vital y fluida. Detente cuando sientas esta energía sutil.

4 Centra tu mirada interior en el punto medio entre las cejas, en el centro de la consciencia espiritual llamada ojo espiritual, y concéntrate en el ritmo natural de tu respiración. No trates de controlarla de ninguna forma, solo sé consciente de la respiración mientras inspiras y espiras. Observa dónde surge y desaparece cada inspiración y espiración.

5 Centra la atención en tu propia consciencia, como si estuvieses atento a la atención en sí misma. Al hacerlo, trata de concentrarte en la parte de tu ser que está siendo testigo de tu experiencia: tu verdadero Yo interior.

6 Ahora, respira profundamente con la respiración *ujjayi* (ver páginas 98-9) y cuenta hasta 10 o 15, llevando el aire hacia la parte posterior de la garganta para que se expanda ligeramente y cree un efecto de succión. (Si todavía no estás a gusto realizando la respiración *ujjayi,* sigue practicándola.) A medida que inspiras, percibe la sensación de frescor en la garganta y trata de transferir esa sensación por la columna astral hasta el bulbo raquídeo y a través del ojo espiritual.

7 Contén la respiración durante tres cantos internos de *om*.

8 Después, espira lenta y profundamente con la respiración *ujjayi* (si estás familiarizado con ella) y cuenta hasta 10 o 15, concentrándote en la cálida sensación de la respiración mientras se desplaza por la columna, desde el punto entre tus cejas hasta la base de la columna.

9 Luego, sin pausa, comienza a inspirar de nuevo hasta llegar a la columna. Completa 12 ciclos de esta respiración que sube y baja por tu columna, hasta que sientas cómo vibra y late tu columna con la energía.

10 Después, permite que tu respiración vuelva a la normalidad y concéntrate solo en la energía que se mueve hacia arriba y hacia abajo, hasta la parte más profunda de tu columna. Sigue el movimiento de tu respiración y escucha el sonido interior que hace.

11 A medida que inspiras y la energía se traslada por tu columna, repite un *hong* mentalmente. A medida que espiras y la energía desciende por tu columna, repite *sau* mentalmente.

12 Céntrate en escuchar el *hong* de cada inspiración y el *sau* de cada espiración. Funde tu atención con el flujo de la respiración e identifícate más y más con la vibración del mantra. Para lograrlo, trata de visualizar el mantra *hong sau* como una luz o energía y siente cómo te sumerges en ella hasta que parezca que sois uno y que te ha bendecido.

13 Afirma mentalmente: «Soy un espíritu, soy pura consciencia, consciencia eterna, existencia eterna, nueva felicidad eterna».

14 Después, permanece inmerso en la tranquilidad radiante del espacio meditativo que has creado durante el mayor tiempo posible, disfrutando de la expansión de la consciencia y la sensación de unidad con lo divino.

15 Cuando estés listo, vuelve a la respiración normal y comienza a ser consciente de forma gradual de las sensaciones de tu cuerpo físico. Después, junta las manos en posición de rezo delante del corazón y da las gracias a la fuente de lo divino de tu interior: por la gracia, las bendiciones, la energía y el poder.

16 Canta el *om shanti* (un mantra para la paz) tres veces para enviar paz y amor a todos los seres del universo. Deja que cada espiración que fluye desde ti cree una corriente fuerte de altruismo divino hacia todos los seres vivos.

17 Abre los ojos lentamente y permanece sentado en silencio un rato mientras disfrutas de la sensación de paz de tu meditación. Permite que esta calma y complacencia interiores penetren en tu consciencia diaria.

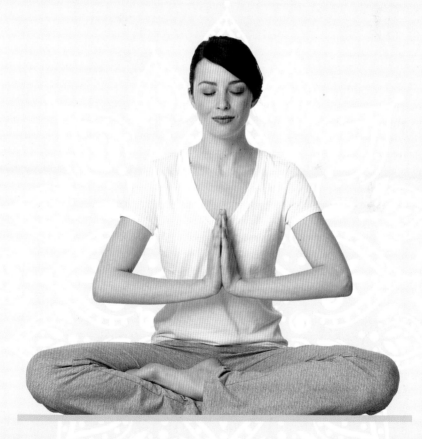

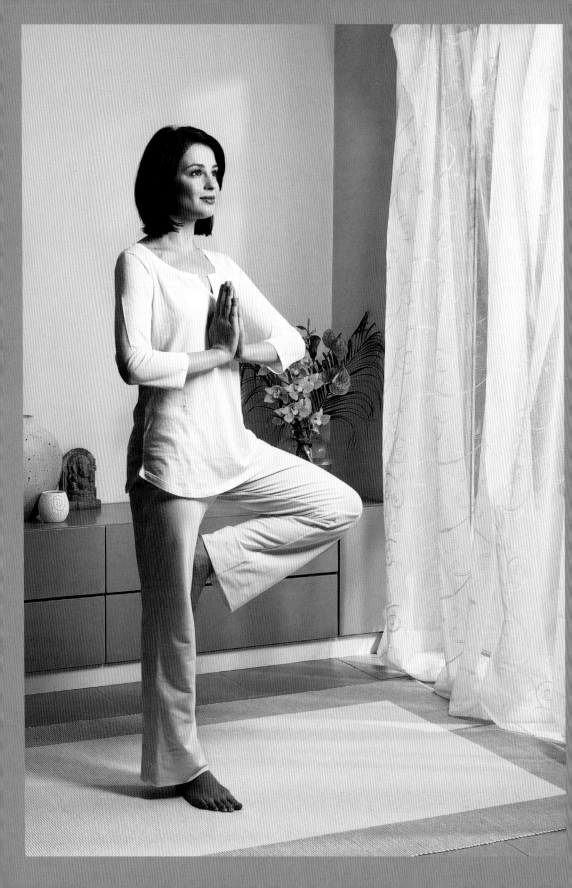

ॐ

CAPÍTULO 8

DESARROLLO DE LA PRÁCTICA

INTEGRAR EL YOGA DE LA MEDITACIÓN EN LA VIDA DIARIA

En este capítulo aunamos las prácticas del Yoga de la Meditación recogidas en este libro en forma de rutinas de diferentes duraciones, con cinco opciones tanto para la mañana como para la tarde, dependiendo de tus necesidades individuales.

Aunque debido a nuestras ajetreadas vidas a menudo no nos queda tanto tiempo como nos gustaría para dedicarlo a practicar yoga y meditación, siempre se pueden conseguir 15 minutos al día para practicar, aunque esto implique levantarse 15 minutos antes o irse a la cama 15 minutos después. Por eso, la rutina más corta es de 15 minutos, mientras que la más larga y beneficiosa es de una hora y 45 minutos. Cuanto más regular sea la práctica de estas rutinas, mayor sensación de paz interior, alegría y conexión experimentarás.

Para obtener los mayores beneficios del Yoga de la Meditación, resulta pues vital que lleves un estilo de vida que concuerde con tus objetivos tanto fuera de la esterilla de yoga como sobre ella. Por tanto, te ofrecemos unas rutinas diarias, globales y saludables orientativas, que incluyen la hora de levantarse y de irse a la cama, hábitos de higiene óptimos y una dieta ideal.

VIVIR EN LA CONSCIENCIA

Para obtener el máximo beneficio de las prácticas del Yoga de la Meditación, es importante llevar un estilo de vida equilibrado. Una salud óptima requiere no solo suficiente ejercicio y dedicación a una práctica espiritual como el Yoga de la Meditación, sino también una nutrición, una relajación y un sueño adecuados.

En términos yóguicos, no solo es importante mantener el cuerpo y la mente sanos para sentirse en buena forma, sino también para convertirlos en vehículos adecuados por los que pueda expresarse el Yo interior verdadero y divino, lo que permite experimentar una sensación de integridad y armonía.

Las siguientes orientaciones diarias te ayudarán a mantener un cuerpo y mente saludables y equilibrados con este objetivo. Aunque puede que no siempre sea posible seguir estas orientaciones debido al ritmo de nuestra ajetreada vida cotidiana, lo poco que puedas hacer te será de gran utilidad.

Levántate temprano

De acuerdo con el pensamiento yóguico, las horas anteriores al amanecer (antes de las 6:00 de la mañana) están llenas de *prana,* lo que las convierte en el mejor momento para levantarse y también en el idóneo para meditar.

Se considera que el periodo entre las 4:00-6:00 de la mañana es cuando predomina la luz y la claridad, y es más probable que tu mente y cuerpo se sientan frescos. Dormir hasta más tarde de las 6:00 puede hacernos sentir más perezosos, fatigados y ralentizar nuestros intestinos.

Vacía la vejiga e intestinos

Es importante que tan pronto te levantes por la mañana vayas al baño y vacíes tu vejiga e intestinos. Si te cuesta ir al baño, bebe un vaso de agua caliente con el zumo de medio limón exprimido, una pizca de sal y una cucharadita de miel. Bebe otro vaso solo de agua caliente. El limón y la sal tienen un efecto limpiador y laxante, y la miel tonifica el colon.

Cepíllate los dientes y la lengua, y haz gárgaras

Es importante eliminar las toxinas y las bacterias de tu cuerpo de forma regular. Así que, al menos dos veces al día, cepíllate los dientes con cuidado con un cepillo suave. El *ayurveda,* la medicina tradicional india, recomienda una pasta de dientes con sabores astringentes, amargos y picantes, como el de la mirra, propóleos, nim o menta. Una pasta de dientes que contenga bicarbonato también es buena. Una vez te hayas lavado los dientes, pásate el hilo dental entre ellos para eliminar cualquier bacteria. También te recomendamos que te rasques la lengua con un limpiador lingual o con el borde de una cucharilla para eliminar la capa bacteriana y el mal aliento. Por último, haz gárgaras con agua caliente para limpiarte la garganta.

Límpiate la nariz

Una buena práctica yóguica es utilizar un *neti* (un objeto parecido a una tetera, pero con un pico especial) para lavarse las fosas nasales. Llena la tetera de agua caliente y disuelve una cucharada de sal en ella. Apoyado en el lavabo, inclina la cabeza hacia la izquierda, coloca el pico suavemente en el orificio nasal derecho y vierte el agua por la nariz para que salga por el orificio izquierdo. El agua caliente salada empuja la mucosidad y el polvo,

Remedio digestivo

❀

Si sufres estreñimiento, hinchazón, flatulencias o indigestión, puedes probar a beber *triphala* (de venta en herbolarios), un polvo ayurvédico que mezcla tres frutas: *haritaki, bibhitaki* y *amalaki.* Disuelve una cucharadita de polvo de *triphala* en un vaso de agua caliente y déjalo reposar durante unos minutos antes de beberlo. Es mejor tomarlo media hora antes de irse a dormir.

limpiando la parte interna de los orificios. Para expulsar el exceso de agua de los orificios, inspira y espira rápidamente por la nariz.

Date un masaje

El *ayurveda* recomienda darse un masaje diario, si es posible, antes de un baño, para facilitar la eliminación de desechos del organismo. Masajear la piel estimula la circulación de la sangre y el flujo de la linfa. También limpia, nutre, relaja y rejuvenece el cuerpo.

- Calienta un poco de aceite de sésamo (prensado en frío, orgánico y con menos de seis meses). Si el aceite de sésamo te irrita la piel, usa aceite de coco o de almendras dulces.
- Siéntate sobre una toalla y aplícate el aceite caliente por todo el cuerpo, de la cabeza a los pies, durante unos 10 minutos. Haz movimientos circulares o de arriba abajo con las manos para que el aceite penetre en tu piel.
- Relájate durante cinco minutos para permitir que tu piel absorba el aceite.
- Si tienes prisa, dos o tres minutos de masaje también son útiles si te centras sobre todo en la cabeza y los pies.

Toma un baño o ducha caliente

Después del masaje con aceite, toma un baño o ducha caliente con un jabón suave para eliminar el aceite de la piel.

Practica tu *sadhana*

Sadhana es un término sánscrito que significa «práctica espiritual». Una vez te hayas limpiado completamente el cuerpo, puedes ponerte ropa limpia y cómoda y comenzar el *sadhana* del Yoga de la Meditación que recogemos en este libro (consulta las páginas 146-150 para ver opciones de sesiones con diferente duración, que combinan las prácticas del libro). Es importante ser regular en el *sadhana* diario, ya que tu objetivo es que descubras tu Yo interior verdadero y radiante, y sentirte en paz con el mundo.

Toma un desayuno sano

Toma un desayuno ligero y nutriente, como una fruta fresca de tu elección, muesli con unas cuantas almendras peladas, gachas de avena, copos de mijo o alforfón, o tortitas de trigo sarraceno, junto con una taza de té de hierbas, en una atmósfera tranquila y relajante, en silencio, si es posible.

Haz del almuerzo la principal comida del día

Lo que en términos yóguicos se conoce como «fuego digestivo» se encuentra a mediodía en su punto álgido. Come en una atmósfera relajada, en silencio, si es posible. Mastica bien. No diluyas tus jugos gástricos bebiendo vasos de agua o zumo mientras comes; en su lugar, deja que pase media hora antes de beber. Reposa durante cinco minutos y, después, da un paseo de hasta 15 minutos para ayudar a la digestión. Luego, comienza tus actividades vespertinas. Las horas entre las 14:00 y las 18:00 son óptimas para las actividades mentales.

Cena ligero

Después de cualquier práctica del Yoga de la Meditación vespertina, cena ligero, asegurándote de que han pasado al menos tres horas desde la comida para hacer una digestión adecuada. Es mejor evitar el yogur, las proteínas animales y los alimentos crudos, ya que son difíciles de digerir. No leas ni veas la televisión mientras cenas. Trata de comer solo tres cuartas partes de tu capacidad y deja de comer cuando estés lleno.

Sueño

El yoga considera cierto el dicho «A quien madruga, Dios lo ayuda». Para garantizar una noche de sueño reparador, vital para la buena salud, se recomienda acostarse antes de las 22:00. Se cree que el periodo entre las 22:00 y las 2:00 es activo, así que si para entonces estás despierto, probablemente estés alerta y no descansarás. Además, estar despierto hasta tarde puede causar insomnio, problemas digestivos, hipertensión y una baja concentración.

HACER DEL YOGA DE LA MEDITACIÓN UNA REALIDAD DIARIA

Para un desarrollo en todos los sentidos del cuerpo y la mente, y para despertar y emplear tu energía física y mental, es mejor practicar el Yoga de la Meditación dos veces al día, si es posible, una al despertarse por la mañana para comenzar bien el día y otra por la noche para desconectar, aunque solo sean 15 minutos. Y, si dispones de más tiempo por la mañana o por la noche, puedes optar por practicarlo solo una vez durante más tiempo.

La siguiente selección de rutinas matutinas o vespertinas se ha creado a partir de las valiosas prácticas que se explican a lo largo del libro. Elige cuál de las siguientes cinco rutinas (de 15 minutos, 30 minutos, una hora, una hora y cuarto y una hora y tres cuartos) se adapta mejor a ti dependiendo de cuánto tiempo tengas y de las prácticas con las que estés cómodo en esta fase de tu viaje por el Yoga de la Meditación. Recuerda revaluar tus necesidades de tiempo de vez en cuando para sacar el máximo provecho de tu práctica.

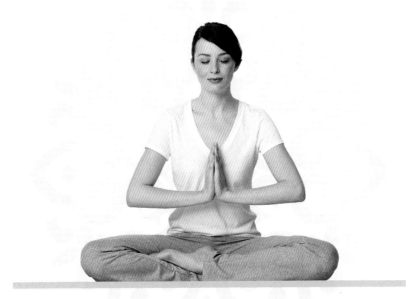

Práctica y tiempo

❀

Las rutinas que siguen son flexibles, así que si consideras que es beneficioso prestar más atención a ciertas técnicas, hazlo. Pero trata siempre de dedicar el máximo tiempo posible a las prácticas de meditación (por ejemplo, puedes tener más tiempo para realizar meditaciones más largas durante el fin de semana), ya que la calma, paz y sentimiento de conexión que se consiguen en la meditación es el objetivo de todas las prácticas.

Ten en cuenta que los tiempos que hemos calculado son aproximados, en función de lo que le lleva a una persona normal realizar los ejercicios. No obstante, cada individuo trabaja a su propio ritmo, así que sé flexible en cuanto al tiempo, sobre todo si eres novato en la práctica del yoga y la meditación. Ten presente que cualquier discrepancia entre la duración sugerida para una práctica en las siguientes rutinas y la sugerida en la entrada principal de ese ejercicio se debe a que los tiempos aquí se han modificado para ajustarse al marco temporal de cada rutina.

❀

En el espíritu de la meditación

Más importante que cuándo y dónde meditas, o qué técnicas empleas, es tu actitud, espíritu, disciplina y regularidad al practicar la meditación. A través de la práctica regular y disciplinada, desarrollarás tu consciencia, sabiduría, energía y alegría hasta alcanzar un nivel donde se integrarán la calma interna, la paz y la alegría en tu vida cotidiana.

RUTINAS MATUTINAS

Las rutinas matutinas de la derecha despertarán la energía de tu interior y te aportarán la vitalidad que necesitas para comenzar cada día. La combinación de prácticas recomendadas dentro de cada rutina fomentará la libre circulación de las fuerzas vitales, estimulará tus glándulas, mejorará la circulación de la sangre y de la linfa y liberará los desechos corporales, además de cualquier tensión y bloqueo mental-emocional. El resultado de realizar estas rutinas de forma regular aumentará tu energía, mejorará tu claridad y calmará tu mente.

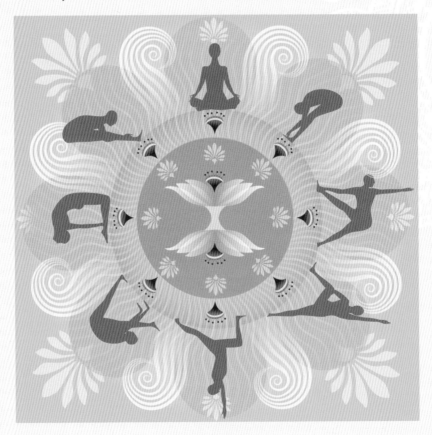

RUTINA DE 15 MINUTOS

1 **Prácticas de purificación**
  - *Nadi shodhana*
    3 minutos; ver páginas 86-7
  - *Agnisara kriya*
    2 minutos; ver páginas 88-9

2 **Prácticas de meditación**
  - *Hong sau*
    10 minutos; ver páginas 122-5

RUTINA DE 30 MINUTOS

1 **Prácticas de *asanas***
  - Calentamiento
    5 minutos; ver páginas 64-7
  - Secuencia del Saludo al Sol
    10 minutos; ver páginas 68-71

2 **Prácticas de meditación**
  - *Mahamudra*
    5 minutos; ver páginas 114-17
  - *Hong sau*
    10 minutos; ver páginas 122-5

RUTINA DE UNA HORA

1 **Prácticas de *asanas***
  - Calentamiento
    5 minutos; ver páginas 64-7
  - Secuencia matutina energizante
    10 minutos; ver páginas 72-5

2 **Prácticas de purificación**
  - *Nadi shodhana*
    5 minutos; ver páginas 86-7

3 **Prácticas de *pranayama***
  - Respiración yóguica completa
    5 minutos; ver páginas 96-7
  - *Bhastrika pranayama*
    5 minutos; ver páginas 100-101

4 **Prácticas de meditación**
  - *Mahamudra*
    5 minutos; ver páginas 114-17
  - *Hong sau*
    10 minutos; ver páginas 122-5
  - *Navi kriya*
    5 minutos; ver páginas 126-7
  - Meditación *om*
    10 minutos; ver páginas 132-3

Rutina de una hora y 15 minutos

1 Prácticas de *asanas*
- Calentamiento
  5 minutos; ver páginas 64-7
- Secuencia del Saludo al Sol:
  10 minutos; ver páginas 68-71

2 Prácticas de purificación
- *Nadi shodhana*
  5 minutos; ver páginas 86-7
- *Agnisara kriya*
  3 minutos; ver páginas 88-9
- *Kapalabhati*
  5 minutos; ver página 92
- *Ashvini mudra*
  2 minutos; ver página 93

3 Prácticas de meditación
- *Mahamudra*
  5 minutos; ver páginas 114-17
- *Hong sau*
  15 minutos; ver páginas 122-5
- *Navi kriya*
  5 minutos; ver páginas 126-7
- Meditación *om*
  20 minutos; ver páginas 132-3

RUTINA DE UNA HORA Y **45** MINUTOS

1 **Prácticas de *asanas***
   • **Calentamiento**
   5 minutos; ver páginas 64-7
   • **Secuencia del Saludo al Sol**
   10 minutos; ver páginas 68-71
   • **Secuencia matutina energizante**
   10 minutos; ver páginas 72-5

2 **Prácticas de purificación**
   • *Nadi shodhana*
   5 minutos; ver páginas 86-7
   • *Agnisara kriya*
   3 minutos; ver páginas 88-9
   • *Kapalabhati*
   5 minutos; ver página 92
   • *Ashvini mudra*
   2 minutos; ver página 93

3 **Prácticas de *pranayama***
   • **Respiración yóguica completa**
   5 minutos; ver páginas 96-97
   • *Bhastrika pranayama*
   5 minutos; ver páginas 100-101
   • *Bhramari pranayama*
   5 minutos; ver páginas 102-3
   • *Kundalini pranayama*
   5 minutos; ver páginas 104-5

4 **Prácticas de meditación**
   • *Mahamudra*
   5 minutos; ver páginas 114-17
   • **Mantras *bija***
   5 minutos; ver páginas 118-19
   • *Hong sau*
   10 minutos; ver páginas 122–5
   • *Navi kriya*
   5 minutos; ver páginas 126-7
   • **Meditación *om***
   20 minutos; ver páginas 132-3

«Mantente activo con tranquilidad y tranquilo con actividad. Esa es la vida del yogui. Medita con regularidad y encontrarás una alegría en tu interior que es real.»

Paramhansa Yogananda

RUTINAS VESPERTINAS

Las siguientes rutinas vespertinas se centran principalmente en prácticas con efecto relajante en la mente y el cuerpo al final de un día agitado. Si vas a comenzar una rutina que implica ejercicios de *asanas* y *pranayama*, es mejor realizarla después del trabajo, mientras que las rutinas basadas en la meditación son mejores para la noche, para asegurar un buen descanso.

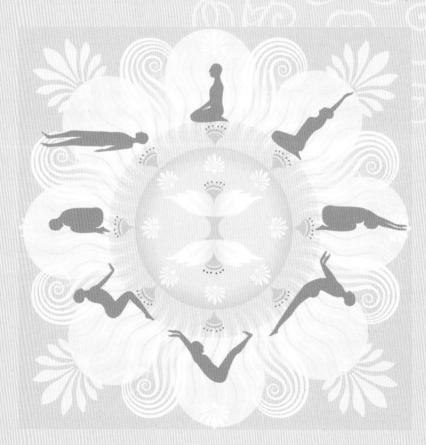

RUTINA DE 15 MINUTOS

1 Prácticas de meditación
   - *Mahamudra*
     5 minutos; ver páginas 114-17

   - *Hong sau*
     10 minutos; ver páginas 122-5

RUTINA DE 30 MINUTOS

1 Prácticas de meditación
   - *Mahamudra*
     5 minutos; ver páginas 114-17
   - *Hong sau*
     10 minutos; ver páginas 122-5

   - Meditación de yoga de la felicidad definitiva
     15 minutos; ver páginas 134-7

RUTINA DE UNA HORA

1 Prácticas de meditación
   - *Mahamudra*
     5 minutos; ver páginas 114-17
   - *Hong sau*
     10 minutos; ver páginas 122-5

   - *Jyoti mudra*
     5 minutos; ver páginas 128-9
   - Meditación *om*
     10 minutos; ver páginas 132-3
   - Meditación de yoga de la felicidad definitiva
     30 minutos; ver páginas 134-7

Rutina de una hora y 15 minutos

1 Prácticas de *asanas*
- Calentamiento
  5 minutos; ver páginas 64-7
- Secuencia vespertina relajante
  10 minutos; ver páginas 76-9

2 Prácticas de purificación
- *Nadi shodhana*
  5 minutos; ver páginas 86-7

3 Prácticas de pranayama
- *Ujjayi pranayama*
  5 minutos; ver páginas 98-9

4 Prácticas de meditación
- Contemplación ininterrumpida
  5 minutos; ver página 113
- *Mahamudra*
  5 minutos; ver páginas 114-17
- *Hong sau*
  10 minutos; ver páginas 122-5
- *Jyoti mudra*
  5 minutos; ver páginas 128-9
- Meditación *om*
  10 minutos; ver páginas 132-3
- Meditación de yoga de la felicidad definitiva
  15 minutos; ver páginas 134-7

❁

Dominar el arte de la meditación

Es importante recordar que la meditación requiere dedicación y disciplina, así que no te rindas antes de haberle dado una oportunidad real. Si te resulta difícil sentarte y permanecer inmóvil, el truco consiste simplemente en dedicar más tiempo a cada sesión de meditación. Al tratar de sentarte durante un periodo prolongado de tiempo, permitirás que tus pensamientos se ralenticen y se calmen, ya que la mayoría de los expertos te dirá que para llegar a un estado verdadero de inmovilidad meditativa tienen que pasar entre 45 minutos y una hora. Para llegar a ese estado, tienes que realizar un esfuerzo constante. Si sientes que sentarte te cuesta, trata sencillamente de dejar que los pensamientos que te están impidiendo avanzar desaparezcan y vuelve a centrar tu atención y consciencia en la respiración o en el mantra *om*.

RUTINA DE UNA HORA Y 45 MINUTOS

1 Prácticas de *asanas*
  - Calentamiento
    5 minutos; ver páginas 64-7
  - Secuencia vespertina relajante
    10 minutos; ver páginas 76-9
  - Secuencia de apaciguamiento
    10 minutos; ver páginas 80-83

2 Prácticas de purificación
  - *Nadi shodhana*
    5 minutos; ver páginas 86-7

3 Prácticas de pranayama
  - *Ujjayi pranayama*
    5 minutos; ver páginas 98-9
  - *Bhramari pranayama*
    5 minutos; ver páginas 102-3

4 Prácticas de meditación
  - *Mahamudra*
    5 minutos; ver páginas 114-17
  - Mantras *bija*
    10 minutos; ver páginas 118-19
  - Mantra *hum*
    5 minutos; ver páginas 120-21
  - *Hong sau*
    10 minutos; ver páginas 122-5
  - Meditación om
    15 minutos; ver páginas 132-3
  - Meditación de yoga de la felicidad definitiva
    20 minutos; ver páginas 134-7

Bibliografía

- Ashley-Farrand, Thomas, *Chakra Mantras*, Weiser Books, San Francisco, 2006

- Avalon, Arthur, *The Serpent Power*, Dover Publications, Nueva York, 1974

- Bryant, Edwin F., *The Yoga Sutras of Patanjali*, North Point Press, Nueva York, 2009

- Dalai Lama, *Beyond Religion*, Rider, Londres, 2012

- Davis, Roy Eugene, *The Science of Self-Realization*, CSA Press, Lakemont, Georgia, 2004

- Davis, Roy Eugene, *Paramhansa Yogananda As I Knew Him*, CSA Press, Lakemont, Georgia, 2005

- Davis, Roy Eugene, *Seven Lessons in Conscious Living*, CSA Press, Lakemont, Georgia, 2013

- Feuerstein, Georg, *The Deeper Dimensions of Yoga*, Shambhala Publications, Boston, 2003

- Iyengar, B.K.S. *El corazón de los Yoga Sutras*, Kairós, Barcelona, 2015

- Kriyananda, Swami, *La esencia de la autorrealización*, Oniro, Barcelona, 1999

- Kriyananda, Swami, *God is for Everyone*, Crystal Clarity Publishers, Nevada City, 2003

- Kriyananda, Swami, *The Essence of the Bhagavad Gita*, Crystal Clarity Publishers, Nevada City, 2006

- Kriyananda, Swami, *Paramhansa Yogananda: una biografía con reflexiones y recuerdos personales*, Ananda Ediciones, León, 2014

- Mehta, Mira, *Introducción al yoga*, Angus Books, Londres, 2004

- Niranjanananda, Swami, *Prana, Pranayama, Prana Vidya,* Yoga Publications Trust, Bihar, 1994

- Selbie y Steinmetz, *The Yugas*, Crystal Clarity Publishers, Nevada City, 2010

- Stephens, Mark, *Yoga Sequencing*, North Atlantic Books, Berkeley, California, 2012

- Sturgess, Stephen, *The Yoga Book*, Watkins Publishing, Londres, 2002

- Sturgess, Stephen, *The Book of Chakras and Subtle Bodies*, Watkins Publishing, Londres, 2013

- Vishnu-Devananda, Swami, *Hatha Yoga Pradipika*, Lotus Publishing, Nueva York, 1987

- Yogananda, Paramhansa, *Where There is Light*, Self-Realization Fellowship, Los Ángeles, 1989

- Yogananda, Paramhansa, *Autobiografía de un yogui*, Kier, Buenos Aires, 1996

- Yogananda, Paramhansa, *Journey to Self-Realization*, Self-Realization Fellowship, Los Ángeles, 1997

- Yogananda, Paramhansa, *Metaphysical Meditacións*, Self-Realization Fellowship, Los Ángeles, 1998

- Yogananda, Paramhansa, *In the Sanctuary of the Soul*, Self-Realization Fellowship, Los Ángeles, 1998

- Yogananda, Paramhansa, *Inner Peace*, Self-Realization Fellowship, Los Ángeles, 1999

- Yogananda, Paramhansa, *God Talks with Arjuna - The Bhagavad Gita,* Self-Realization Fellowship, Los Ángeles, 2002

- Yogananda, Paramhansa, *How to be Happy all the Time,* Crystal Clarity Publishers Nevada City, 2006

- Yogananda, Paramhansa, *How to be a Success,* Crystal Clarity Publishers, Nevada City, 2008

- Yukteswar, Swami Sri, *The Holy Science*, Self-Realization Fellowship, Los Ángeles, 1997

RECURSOS ADICIONALES

Para obtener más información sobre las enseñanzas de *Kriya Yoga* de Stephen Sturgess en Londres visítanos en:
www.yogananda-kriyayoga.org.uk
o envíanos un correo electrónico a:
stephensturgess@hotmail.com

Para obtener información adicional sobre la meditación de *Kriya Yoga* en general:

Reino Unido:
www.kriyayogacentre.org.uk
www.srf-london.org.uk

Estados Unidos:
www.ananda.org
www.expandinglight.org
www.csa-davis.org
www.yogananda-srf.org

India:
www.anandaindia.org

España:
www.anandaespanol.org

ÍNDICE

A

agnisara kriya 88-91
ahimsa (no violencia) 18-19
ajapa-japa (recitación
    subconsciente) 122
ajna chakra (tercer ojo) 40, 41,
    125, 131
ambiente adecuado 51
amor, cultivo 109
anahata chakra (corazón) 39, 41,
    118, 131
anandamaya kosha (envoltura de
    la felicidad) 33
annamaya kosha (envoltura de los
    alimentos) 32
apaciguamiento 80-83
aparigraha (desapego) 19
asana (postura yóguica) 22,
    62-83
    posturas invertidas 80
    posturas sentadas 52-7
ashvini mudra 93
asteya (desinterés) 19
atman (Yo verdadero) 30
Autobiografía de un Yogui
    (Paramhansa Yogananda) 12

B

Babaji, Mahavatar 12, 126
bandhas (contracciones
    energéticas) 49, 60-61, 114
bhairava mudra 59
bhastrika pranayama (respiración
    del fuelle) 100-101
bhramari pranayama (respiración
    de la abeja) 102-3
bija (sílabas semillas), mantras
    35, 112, 118-19
brahmacarya (conservación de la
    energía vital) 19
bulbo raquídeo 36, 40, 126, 131

C

cantos ver mantras
calentamiento 64-7

chakras 34-41
    y kundalini 46-7
    y mantras 112, 118-19,
    130-31
    y nadis 44-5
    y Saludo al Sol 68-71
chin mudra 58
columna astral 34, 44
contemplación (para la
    meditación) 113
cuerpo astral 30, 32-3
cuerpo causal 30, 33, 46
cuerpo físico 30, 32
cuerpo sutil 30-33

D

dharana (concentración) 25, 27
dhyana (meditación) 27
digestión 114, 141

E

envolturas (cuerpo sutil) 30,
    32, 33, 112
estilo de vida 140-43

H

hábitos alimenticios 51, 143
hábitos de sueño 140, 143
Hatha Yoga 10, 114
Hatha Yoga Pradipika
    (Svatmarama Yogendra) 22, 47
hong sau, mantra 25, 110, 112,
    122-5, 132
hum, mantra 112, 120-21

I

ida (nadi) 42, 44-6, 59, 86, 122

J

jalandhara bandha (contracción de
    garganta) 61
japa (repetición consciente) 112
jnana mudra 59, 99, 103
jyoti mudra 111, 128-9, 132

K

kapalabhati (respiración que hace
    brillar el cráneo) 92
kleshas (cinco aflicciones) 21
Kriya Yoga 12-13
kundalini 44, 46-7
kundalini pranayama 104-5

M

mahamudra 114-17, 132
Mahasaya, Lahiri 12, 126
manipura chakra (ombligo) 39,
    41, 88, 100, 126-7, 131
manomaya kosha (envoltura de la
    mente) 32, 33
mantras 21, 112, 118-25
masaje 142
meditación 12-13, 27, 106-37
    beneficios de la 13
    con los mantras 112, 118-25
    en la respiración 110
    mediante la concentración
    ininterrumpida 113
    mediante la visualización
    110-11
    sentarse para 52-7
    superar los obstáculos 152
meditación de yoga de la
    felicidad definitiva 134-7
momento/regularidad de la
    práctica 50, 51, 63, 85, 95, 107,
    128, 138, 144-53
mudra de las manos
    entrelazadas 59
mudras (gestos) 58-9, 86, 93,
    114-17, 128-9
mula bandha (contracción del
    perineo) 60, 93, 101, 114-15
muladhara chakra (raíz) 38, 41, 130

N

nadis (canales de energía) 40,
    42-5, 114

nadi shodhana (respiración
alternando el orificio nasal)
86-7, 104
navi kriya 126-7
niyama (control íntimo)
20-21, 50

O
ocho pasos del yoga 16-27
ojo espiritual 40, 125
om, mantra 36, 104, 112, 117,
120, 130-33
ondas abdominales (*lauliki
nauli*) 90-91

P
panchamahabhuta (cinco grandes
elementos) 36-7
Patanjali 11
ver también *Yoga Sutras*
pingala (*nadi*) 42, 44-6, 59, 86, 122
posiciones sentadas 52-7
posturas *ver asana*
ángulo lateral extendido
(*parsvakonasana*) 74
arado (*halasana*) 81
cadáver (*shavasana*) 79, 83
camello (*ustrasana*) 75
cobra (*bhujangasana*) 70, 77
diamante (*vajrasana*) 54
diamante superior (*urdhva
vajrasana*) 77
ecuestre (*ashwa
sanchalasana*) 69, 71
fácil (*sukhasana*) 22, 53
flexión hacia delante
(*uttanasana*) 69, 71, 73
flexión lateral hacia delante
(*parsvottanasana*) 74
gato (*majariasana*) 78
guerrero (*virabhadrasana*) 74
liebre (*shashankasana*) 77
loto (*padmasana*) 56-7
montaña (*tadasana*) 69, 71, 73
niño (*balasana*) 79
ocho apoyos (*ashtanga
namaskara*) 70
oración (*pranamasana*) 69
palmera (*urdhva*

hastasana*) 69, 71
perfecta (*siddhasana*) 55
perro boca abajo (*adho-mukha-
svanasana*) 70, 78
pez (*matsyasana*) 80, 83
pinza (*paschimottanasana*) 75
plancha (*phalakasana*) 70
puente (*setubandhasana*) 82
rodillas a orejas (*karnapidasana*)
82
triángulo (*trikonasana*) 73
vela (*sarvangasana*) 81
prácticas de purificación 84-93
prana (fuerza vital) 23, 36-7
pranamaya kosha (envoltura de
aire vital) 32
pranayama (regulación de la
fuerza vital por la
meditación) 23, 94-105, 110
pratyahara (sustraer la mente de
los sentidos) 24

R
Raja Yoga 10-11, 12
respiración *ver pranayama*
respiración yóguica completa
96-7, 110

S
sadhana (práctica espiritual) 142
sahasrara chakra (coronilla) 30,
40, 41, 44, 46, 61, 103, 134
Saludo al Sol 68-71
samadhi (unión divina) 27,
130, 134
santosa (complacencia) 20
Sat-Chit-Ananda (consciencia
eterna, existencia eterna,
nueva felicidad eterna) 8, 27
satya (honradez) 19
Satyananda Saraswati, Swami
35
sauca (pureza) 20
Shiva 120
sistema de energía sutil 28-47
chakras 34-41
kundalini 46-7
nadis 42-5
sistema nervioso 44-5

sushumna (*nadi*) 40, 42, 44, 59, 86,
114, 127
svadhisthana chakra (hueso sacro)
38, 41, 131
svadhyaya (autoconocimiento)
21

T
taittiriya upanishad 31
tapas (autodisciplina) 20-21
tratak (contemplación
ininterrumpida) 25, 113
triphala (remedio digestivo) 141

U
uddiyana bandha (contracción
abdominal) 61, 90
ujjayi pranayama (respiración
victoriosa) 98-9

V
vijnanamaya kosha (envoltura
psíquica) 32, 33
vishnu mudra 86, 105
vishuddhi chakra (garganta) 39,
41, 118, 131
visualización 110-11
vrittis (sentimientos del ego)
11, 25

Y
yama (autocontrol) 18-19, 50
yoga 9
objetivo del 15
precauciones médicas 14, 61,
67, 68, 80, 90, 92
preliminares para la práctica
50-51
Yoga Sutras (Patanjali) 11, 17,
21, 22
citas 11, 15, 21, 22, 24, 131
Yogananda, Paramhansa 12
citas 9, 37, 75
Yogendra, Svatmarama 22
Yukteswar Giri, Swami Sri 12

Agradecimientos

Muchas gracias a Bob Saxton, que inició el proyecto desde la nada. A Kelly Thompson, la editora jefe que prestó una atención meticulosa al detalle, sin dejar de ser cálida y amable; y a Tania Ahsan, que también colaboró en la edición. A Luana Gobbo, la diseñadora gráfica que diseñó el libro tan increíblemente. A Jules Selmes, el fotógrafo, y a su ayudante Adam, que trabajaron duro para conseguir esas bonitas fotos de la modelo. Y a la propia modelo, Tess Dimas (MOT), que parecía tranquila y sosegada de forma natural. Y, por último, quiero agradecer enormemente a Christiane Beauregard las coloridas y bellas ilustraciones que aparecen en el libro.